大災害と子どものストレス

子どものこころのケアに向けて

藤森和美・前田正治　編著

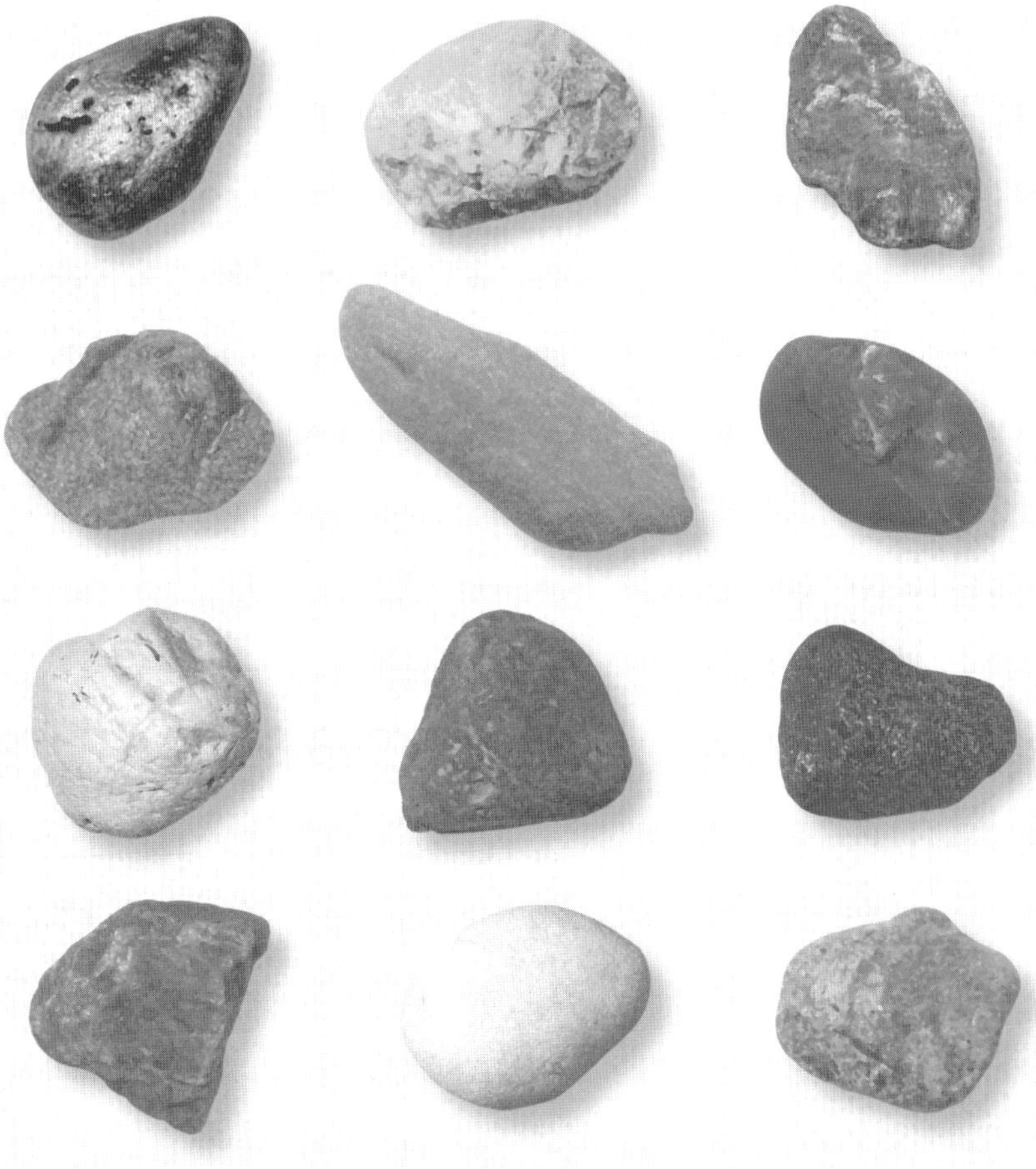

誠信書房

introduction

はじめに

私が心理臨床の活動の拠点を「学校現場で起きた事件・事故、災害での緊急支援」に移していったことの背景には、このような大きなうねりを何度も体験したということがありました。災害は日常的に起きなくても、危機は日常的に発生します。このように私は、自分の臨床経験や研究をいかして、被害者の支援を考えるようになっていったのです。

私が、一九九三年の北海道南西沖地震発生のあとから、被災者のこころのケアという活動を開始して十八年の時間が流れました。その後は阪神・淡路大震災というそれまで経験の無かった大きな地震を体験し、さらに新潟県中越地震と災害は続きました。そのつど、多くの死者や被災者が出て、とくに災害を体験した子どもたちのこころのケアはしばしば注目を浴びました。しかし、災害時のメンタルヘルスというテーマは、長いあいだ、人々の関心を惹きつけることはできないということも事実だと知りました。地震大国といわれている日本ですが、地震から時間が経過すると、次の事件や問題に注意が注がれます。精神保健や心理臨床、教育の専門家たちも同じことがいえるでしょう。この現象は、人間の持つ恒常性（ホメオスタシス）ととらえることもできます。いいかえると、平時に、災害臨床に関心を持つ人はとても稀なのです。

二〇一一年三月十一日の東日本大震災の日、私は関東地方のある私立学校で、その中学校と高校の先生方を対象にした研修をしておりました。テーマは「学校における緊急支援――子どものトラウマと心のケア」というものでした。研修の中程で突然、大きな揺れが建物を襲い、それが長時間続きました。いつもなら揺れ終わる時間を過ぎても揺れ続け、とうとう映写用のスクリーンが倒れ、アッという間に停電になってしまいました。

先生方は、学校に残る生徒たちの安否確認のために教室を飛び出し、生徒たちはグラウンドに集められました。まだ肌寒い外気の中、運動部の汗をかいたユニフォーム姿の生徒や、制服姿の生徒およそ三百名以上がグラウンド上で確認されました。

そのとき、私は、外部からの立場ではありますが、この学校の先生方にいくつかのアドバイスをさせていただきました。これが私の、東日本大震災における学校現場での緊急支援の開始ともいえるでしょう。まず、グラウンドでたたずむ生徒の身体を冷やさないように毛布やウインドブレーカーを支給し、明るいうちに災害時用の乾パンを生徒に配付するようにしていただきました。次いで、飲料水が確保できるか、トイレが使用できるかどうかの確認など基本的な安全確認を行いました。

私のこころの中では、学校に生徒を留め置くことをすでに覚悟していました。留め置くに際し、その場所には安心できる備品が整っており、なおかつ生徒たちは落ち着いており、先生方の指示にとても素直に従ってくれていたことは、発達段階が中学・高校生であったという要因も大きく、さらにクラブ集団で先輩と後輩の関係が結束していることも影響していると感じさせられました。私自身がそうでしたから、中学生や高校生の彼らも、人生の中で体験した最も大きな地震だったと思いますが、不平や不満を漏らすことなく落ち着いた避難行動で対応し、自ら先生方の仕事を手伝ってくれる生徒も出てきました。

そして、交通機関が全面的にストップしたというニュースの中、学校に留め置くとの措置が決定されました。その決定の後、家族への安否確認の連絡が開始され、やっと回線が復旧しはじめた学校の電話を順番に使いながら、暗闇の中で連絡を取り続けましたが、電話はなかなかつながりませんでした。つながらない電話を前にして、保護者の方の心配を思うと、胸が痛みました。

そんなことをしているうちに、仮の保健室に指定された部屋にガスが通っていることが判明し、生徒たちへ温かいお茶を提供することができました。暖房の効かない暗闇の教室は、どんどん冷えていったため、温かい飲み物は嬉しい配給品であったと思います。

一段落したあと、翌日帰宅する生徒たちに配付する「急性ストレス障害の説明と対応」のプリントをパソコンで作成し、養護教諭の先生にお渡しすることもできました。真夜中に動き出した電車で私はその地を離れ、何とか自宅に帰ることができた次第です。

お茶の炊き出しをしている途中、生徒の一

人が携帯電話のニュースで、津波が東北地方を襲ったことを教えてくれました。津波災害の恐ろしさがよみがえり、ジーンとする頭の中では、やがて次に起こるであろう「被災者のメンタルヘルスへの対応」についての、新たな大きなうねりの発生を感じ、私は緊張感に包まれていました。そしてそのときから、「何が求められるか」「何ができるか」「何をすべきか」を問い続ける日々と、実際の活動がはじまり、今も続けています。

私たち臨床、教育、福祉などにかかわる専門家は、すでにいくつかの経験を重ねてきています。もちろん、災害の一つひとつは異なり、さらに被災者の傷や悲しみも個々に違います。とくに津波を体験したり目撃したりした子ども、家族を失った子ども、放射性物質による汚染から避難している子ども、避難所の子ども、遠くの親戚を頼って避難している子どもなど、多くの子どもたちのこころの中にある恐怖、不安、悲しみ、痛みに、精神保健の専門家たちはこころを巡らせています。そして、多くの専門家が力を出し合い協力することによって、被災者や被災者の周囲にいる方たちを支えようとしています。

今回の企画に賛同してくださった執筆者の皆さまは、全国からその知識と知恵を提供してくださいました。これから長期化する復興の道のりに、必ずや寄り添ってくださるメンバーです。子どもたちの未来のために、できることをできるところからという思いが一つになりこの本ができました。

この本は各ケースごとで読み切りにし、わかりやすいものにしておりますので、どのページから読んでいただいても大丈夫です。

子どものそばにいる大人の皆さま、どうか手にとって読んでみてください。困っていることや心配していることを解決する一助になると思います。子どもにとって何より必要なのは、身近な大人の声かけや配慮です。子どもは口に出さなくても、大人の言葉や行動をじっとみていますし、さまざまなことを感じています。子どもたちの回復力を信じ、我々を含めた大人たちは、子どもにとって安心できる良いモデルを示さなくてはなりません。それが、この困難を乗り越えるために、大人に与えられた役目なのです。

執筆者一同、本書が皆さまの復興活動に少しでもお役に立てることを心から願っております。

二〇一一年五月

編者　藤森和美

contents

もくじ

CASE 01

子どもが体験する災害

藤森和美
【武蔵野大学人間関係学部】

はじめに

子どもの災害体験は、保護者や家族との体験と密接に絡み合っています。確かに災害そのものの恐怖は、まだ幼い子どもたちにとっては、今まで生きてきた人生の安心を大きく揺り動かすものです。さらに、自宅を失い、危険を避けるための避難所生活は快適な環境ではありません。その中で、子どもは保護者の表情や声の調子、立ち振る舞いをじっとみながら、自分が安全かどうかを確認しているのです。

子どもにとって災害体験は、災害そのものへの恐怖だけでなく、これまで自分を守ってくれていた大人が、怯えて無力感に打ちひしがれている、常に不安げにしている、悲しみと絶望感にのみこまれている様子を目にすることによって、第二の困難を体験することでもあるのです。子どもにとって、これまで頼りにしていた大人の力ない姿をみることは、さらにこころ細さが増し、自分ではどうにも助けてあげられないという自責の念を抱いてしまい、次の悪循環につながるのです。周囲の大人たちは、子どもの災害体験は、自分たちの体験していることとは異なるのだと、理解しなければならないでしょう。

❶ 子どもの目に写る大人の姿

災害に遭ったときの人間の心理には、その脅威に対する恐怖と、生き残れるように配慮・保護されたいという欲求が共存しています。そのようなときに、大人は子どもを守らなければならないという強い使命感にかられるものです。いいかえれば、子どもが傷ついたり、子どもを失うようなことは絶対避けようとする気持ちが働きます。ところが、実際に被災すると大人自身が退行（赤ちゃん返り）し、保護してもらいたい欲求にかられたりします。これを敏感に感じた子どもは、実際の大人よりさらに大人らしい役割を引き受けて、周囲の人を保護しようとしたりする場合もあるのです。

しかし、たいていの子どもたちは、脅威に対して素直に強い恐怖感情を抱き、大人に類似した反応をします。衝撃期の高揚感や興奮は、少しはしゃいだ感じや落ち着かない態度というかたちをとって表出します。そんな子どもに対して周囲の大人は、静かにできない子どもを周囲に迷惑をかけてしまうと後ろめたく思い、また周囲も「行儀が悪い」「しつけが悪い」「こんなときになんて不謹慎だ」などと感じたりします。

❷ 安全と安心の喪失

ある程度の時間が経過した災害からの中長期の回復過程でも、大人が示すトラウマ反応や喪失体験からくる寂しさや孤独に包まれている様子、さらに経済の余裕の無さや収入の不安定さを嘆く姿を、子どもたちは不安げにじっとみつめています。

子どもたちはそういった状況をよく理解できなくても、「自分が元気にして、心配かけてはいけない」「良い子でいないといけない」といったことを懸命に考えて振る舞っています。言語的に十分に表現できないだけに、子どもなりの優しく健気な気遣いに大人は気づかないといけません。

環境が大きく変わり、以前遊んでいた公園や広場が使えなくなるなど、子どもの立場での喪失は非常にデリケートな問題です。

家族を亡くしたり、家を失う、保護者が失業するなど、災害がもたらす大きな喪失体験は先の見えないとても厳しい状況をもたらします。自分の中の悲しみの気持ちを十分に表現できなかったり、友達にさよならの声かけもできずに転居を余儀なくされた子どもも少なくありません。

しかし、被災後の片づけ、さまざまな手続きの申請などによって、大人たちは忙しく動き回らなければならず、そばにいる子どもたちの心身への影響について立ち止まって考えにくい状況へと追いこまれます。

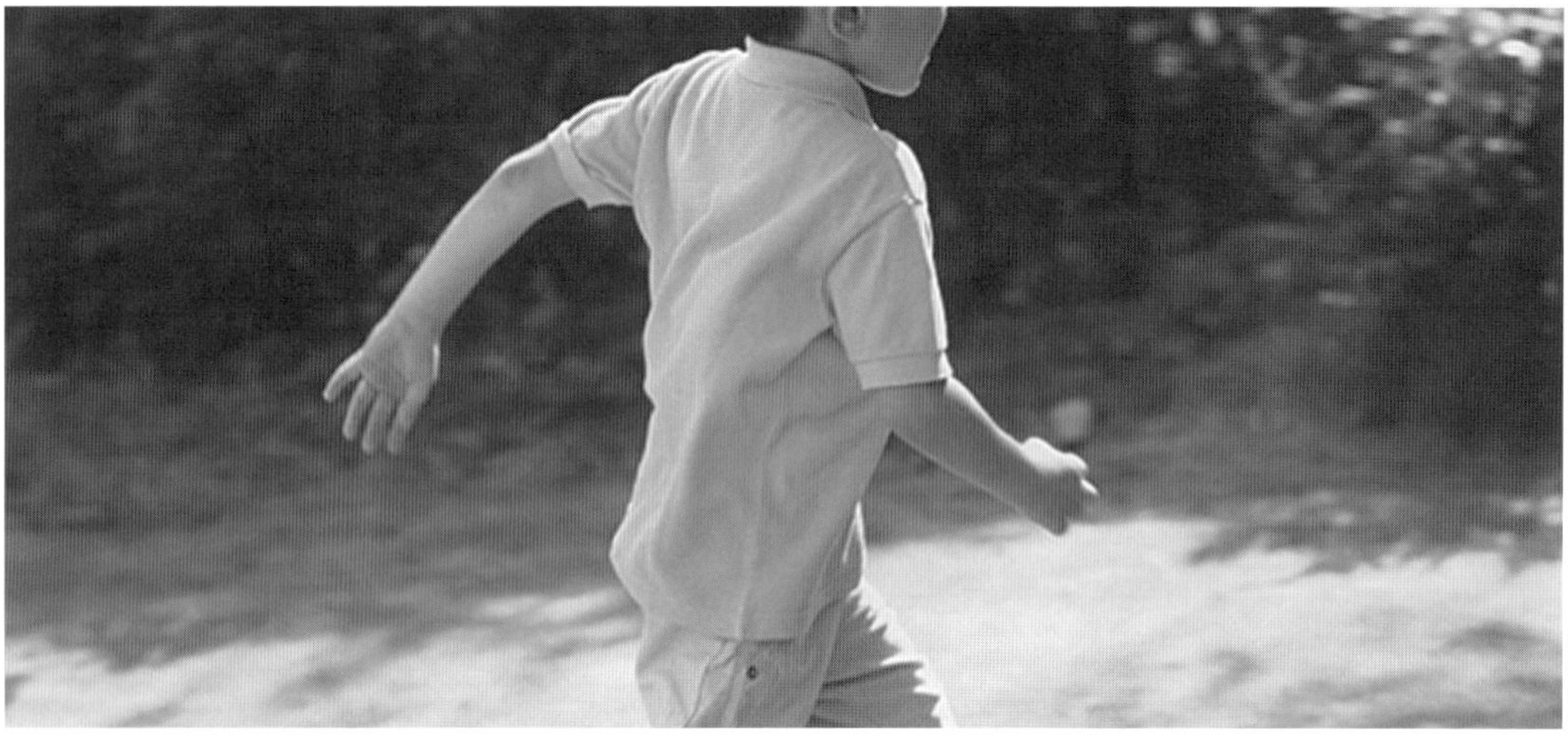

これもまた、子どもたちにとっては災害がもたらした過酷な現実であり、避けることができません。目の届かなくなったぶん、子どもが大人の知らないところで何を体験しているのかということに、以前にも増して注意が必要です。

子どもが保護者との死別体験をきっかけにして、適応の問題を起こすことは少なくありません。

とくに、こころの準備ができていない突然死が、子どもにもたらす影響は大きいのです。大人たちが自分たちの衝撃に耐えるのに精一杯であるあいだに、愛着の対象を失った子どものこころはどんどん空虚になり、家庭内暴力を起こしたり無気力になったり引きこもりになったりすることもあります。

また、心身のさまざまな症状が出るだけでなく、浪費、万引き、窃盗などの非行にまで問題が発展することがあります。

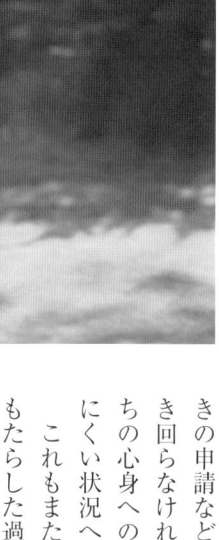

❸ ストレスで暴れる子どもたち

避難所生活を強いられている子どもの中に

は、攻撃的になり、子どもの遊びを補助するボランティアの人や勉強・キャンプ・スポーツ・芸術活動などを企画するグループや団体（NPOを含む）のメンバーを蹴ったり（キック攻撃）、殴ったり、背中に飛びついたりする様子がみられることがあります。

これは、阪神・淡路大震災のときも、ボランティアに参加した大学生たちが悩んだ現象でもあります。「痛いからやめて」とお願いしても、容赦はありません。

被災している子どもが傷ついているので叱ることもできず、ボランティアの人は叩かれるがままで困り果ててしまいます。しかも、ボランティアの人が帰る時間になると、「帰さない」と駄々をこねることも珍しくないのです。このように、傷ついた子どもたちを叱ってはいけないと思いこんだボランティアの人の神経が消耗してしまうことが起こるのです。

その一方で、ボランティアの人は退行現象がはっきりわかるような、甘えてべったりしてくる子どもには、その反応を受け入れて静かに温かくかかわることは容易にできるようです。

では、どうして子どもたちがそのような状態になるのでしょうか。

災害後の非日常的な生活では、平時の生活ルールが大きく変更されているはずです。何もかもが特別で、これまで守ってきたルールが緩んだり崩壊したりすることもあります。大人の生活のルールの緩みは、子どもたちにも影響します。こういった場合には、決まった時間に寝起きする、学校に行く、勉強をするなど、子どもにとってのルールと規則正しい生活を取り戻すことが必要です。遊びも例外ではありません。「他者のこころと身体を傷つけない」というルールは、当たり前すぎて確認を怠ってしまいがちですが、被災地での活動では欠かせない約束事項です。

蹴ったり叩いたりする行動は、甘え願望の幼稚な表現でもあります。「かまってもらいたい」「自分をみてほしい」など、言葉で伝えることが苦手な子どもは、行きすぎた攻撃行動をしてしまいます。

こんなときは最初に前述の約束を確認し、それでもイライラやエネルギーが発散できない子どもには、フラストレーション発散プログラムの遊びを用意します。

このプログラムでは、パンチングボールや、壊してかまわない段ボールなどを用意して、ケガをしないような配慮をし、まずは子どもに自分の気持ちをできるだけ言葉にしてもらい、そのあとで遊具にイライラをぶつけてもらうようにします。そしてそのあとで、自分の気持ちがどんな感じになったか、なるべく言葉で表現するよう子どもたちに促します。このように感情を言葉にする手伝いをしながら、コントロール感を身につけてもらうことが大事なのです。

被災地では、ボランティア団体が遊びを提供することが今後も増えるでしょう。遊びの構成や気になる子どもへの対応など、活動の中に子どもの精神保健の専門家がかかわりながらプログラムをつくっていくことも重要な課題になるでしょう。

CASE 02

乳幼児のストレスマネジメント

春原由紀［武蔵野大学人間関係学部］

はじめに

ここでは、大きな災害被害に遭った乳児期（誕生から生後一歳半から二歳前ごろまで）と幼児期（一歳半ごろから六歳ごろまで）の子どもたちへの支援について述べます。

1 乳児期と災害

乳児は、養育者とかかわり、環境に働きかけることを通して成長していきます。そのプロセスでは、ある程度の環境の恒常性（環境の安定・変わらなさ）を必要とします。安定した環境の中で、乳児は安心して周囲とかかわり、成長していくのです。

ところが、災害という大きな環境の変化は、乳児から安全で安心できる環境を奪います。乳児は体全体の感覚で、外界をとらえています。その外界が大きく変化したとき、不機嫌さが増し、泣くことが多くなったり、夜泣きをしたり眠りが浅くなったり、ミルクの量が減ったりなどの変調を来すことがあります。

環境の激変に巻きこまれているとき、乳児にとって大切なのは、変わらず安定的にかかわり続ける人の存在、安全を体現する存在です。

しかし、災害は家族全体に大きな変化を引き起こしているわけで、乳児に寄り添いかかわる余裕を、母親・養育者から奪ってしまうことが多いといえるのです。ですから、何よりも、乳児と安定的な人との関係を大切にしましょう。

2 乳児と避難所生活

避難所という厳しい環境の中で、乳児が不機嫌に泣き続けるのは、乳児にとっては自然な反応です。しかし、その声を聞くことは、不安定で疲れた避難所の他の人びとにとってはきついことでもあるでしょう。母親・養育者は、周囲の人びとから「大丈夫ですよ」と温かい言葉をかけてもらったとしても、周囲への配慮からなんとか泣きやませようとして疲れることもあります。また、母親はさまざまなストレスから母乳が出なくなることもあり、そのことでまた乳児の不機嫌さが増していきます。加えて、避難している状況では、ミルク、おむつといった物資が不足します。そうしたストレスの多い環境では、乳児の不安定さが増し、母親や養育者たちの心身の疲労はさらに増幅していくことになります。そしてこのような母親や養育者のイラつきや疲れが乳児の不安定さにつながり、乳児のさらなる不機嫌や体の変調につながるという関係の悪循環が表われてきます。

乳児への支援において第一に考えなくてはならないのは、母親や養育者たちが安心できる環境をいかに設定するかということです。困難な状況にあっても、できることから順々に、母親・養育者が安心できる環境を用意したいものです。

たとえば、乳児と母親のための領域を確保することなどが考えられます。乳児と母親・養育者の生活環境への配慮は、避難所においては優先順位の高いものと考えなくてはならないのです。

3 幼児期と災害体験

認知発達上、幼児というのは自己中心性を特徴とした存在です。つまり幼児は、事態の客観的理解が難しいため、自分の立場、主観から物事を理解していく存在だということです。

災害時にも、幼児は起きた出来事を客観的にとらえることはできず、出来事を自己に引きつけて理解しようとします。幼児は「僕が○○だったから地震が起きた」などと呪術的にとらえ、苦しむことさえあります。周囲の大人には、起こったことについて幼児と話をしてほしいと思います。起こったことを思い出させたくないからと、周囲が出来事に触れないでいると、それはかえって幼児の中でもっと恐ろしいものになっていってしまう可能性もあります。話をしてみると、幼児が事態をどのようにとらえているかがわかります。そして、もしも誤ったとらえ方をしていたら、幼児の恐怖や不安をしっかり受けとめながらも、事態をわかりやすく説明することによって、恐怖や心配を取り除き、安心感を与えることができます。

もちろん、災害についての話は、幼児一人ひとりの状態を判断し、無理強いをしてはならないことはいうまでもありません。時期をとらえて、安全な状況で、ゆっくりと幼児に理解できる範囲で話しましょう。

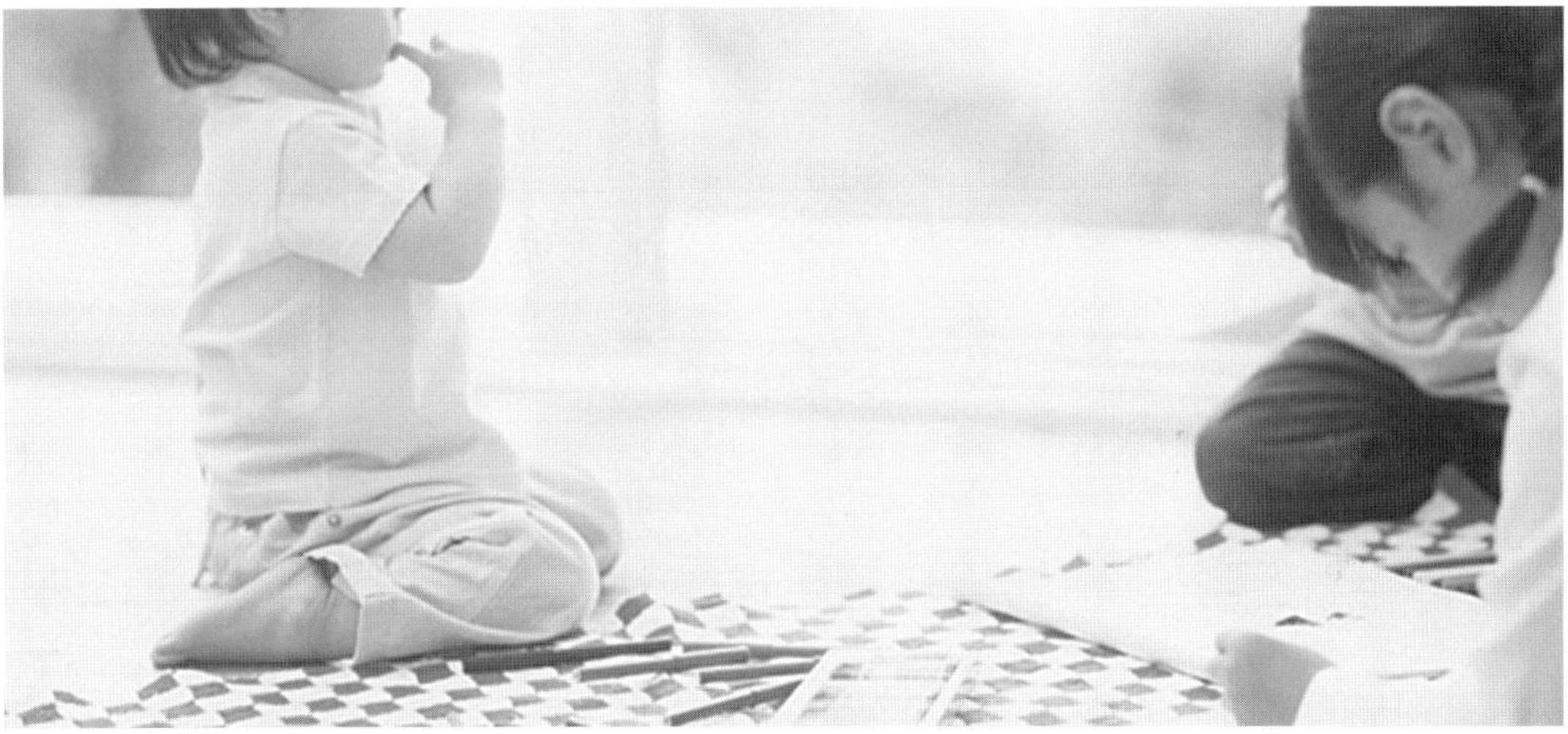

4 映像刺激の制限

私たち大人は、テレビで放映される災害時の映像を、過去のものとして、また情報としてとらえることができます。それでも、多量の映像にさらされることはつらいものです。

しかし、幼児は、時間概念の発達過程にあ

るため、映像を過去のものととらえるのでなく、今また新たに起きていることのようにとらえ、恐怖を繰り返し体験することになりやすいのです。ですから、テレビなどの災害映像の視聴は制限し、子どもを守っていかなくてはなりません。

5 遊びの重要性

私たち大人は、恐ろしい経験や被害経験を繰り返し人に話すことで、経験を外在化させ、こころの平安を徐々に得ることができます。子どもは、それを遊びの中で経験していきます。

子どもがやる「災害ごっこ」などは、その試みであると理解しましょう。しかし、そのプロセスで、被害の再体験のような状態がみられ、子どもが動揺するような場合には、そっと寄り添い、恐怖を弱めるように遊びの方向性を変えるようにします。ときにはストップをかけることも必要になるでしょう。絵を描いたりすることも、気持ちの表出という意味で大事なことでしょう。

幼児にとって、災害の衝撃からの回復とその後の困難を克服していくために、遊びは大切なものです。災害後の避難所や避難先という厳しい生活状況であっても、子どもの遊びの時間・空間は確保したいものです。できればその場に、遊びや子どもケアの専門スタッフがかかわることができるのが望ましいです。

6 行動の変調

災害の被害を受けたあと、幼児の中には、不眠や食欲不振、夜泣きなどの変調をみせることがあります。また、これまではできていたことができなくなり、赤ちゃん返りをするといった現象（退行現象といいます）もみられます。

たとえば、以前は自分で排泄ができていたのに、お漏らしや夜尿などが目立ったり、急に指しゃぶりがはじまったりすることなどです。また、暗闇をひどく恐れたり、悪夢をみたり、イライラして無理な要求をして周囲を困らせたり、養育者のそばを離れなくなったり、無口になったり、何事にも興味を示さずボーっとしていたりといった行動がみられることもあります。

こうした行動は、衝撃的な災害経験をし、それまで安全に生活できていた環境が激変したことのショックを受けとめようとしながらも、十分に受けとめることができずにいるという子どもからのサインです。大人たちも災害の衝撃から立ち直ることがままならない状況では、なかなか子どものこうした行動を受けとめることは難しいことでしょう。しかし、このような行動に、周囲の大人がいち早く気づき、否定するのではなく、安定的にかかわることが大切なのです。子どもは、回復する力を持っています。その力を信じて、今は子どもに寄り添い、そっと受け入れてあげてください。

長期にわたって、気になる行動が続くようなら、子どもの問題の専門家に相談してみることも必要でしょう。

CASE 03

低学年児童のストレスマネジメント

松浦正一［帝京平成大学大学院］

はじめに

災害、ことに自然災害は、予告なしに突然襲いかかってきます。これと同様のことが、メディアをとおしても行われます。

災害直後から何度となくみせつけられる災害現場の映像は、子どもたちに、そのときに受けた衝撃や恐怖、不安を何度も思い出させます。子どもたちは未成熟であり、その影響を強く受けます。そうしてこころが荒《すさ》み、その傷はこころに深く刻まれていきます。このようなことがわかると、子どもに災害の映像をみせることにためらいが出てきます。

このように本ケースと次のケースでは、児童期の子どもが災害という非日常的な出来事を体験したときにどのような心理状態に陥るのか、そして私たち大人ができることが何なのかを考えていきます。

1 子どもの受けとめ方と表わし方

「子ども」と一くくりにいっても、小学校低学年の子どもと高学年の子どもでは認知や情緒の発達段階の違いが大きいため、受けとめ方も異なります。低学年が視覚情報に影響を受けやすく、具体的な事柄でないと理解ができないのに対して、高学年では大人と同様の考え方やとらえ方が可能になってきます。

災害に関する情報を子どもに説明する場合、大人が災害に対する正確な情報や正しい知識を持ち合わせていることはもちろんのことですが、子どもの発達段階にあわせた伝え方をこころがけてください。

つまり、小学校低学年の児童に対して話をしていく場合に、たくさんの情報を伝えるのではなく、正しい情報や大切なことを簡潔にゆっくりした口調でしっかりと伝えていくことが求められます。嘘をつかないことも大切な要素になります。たとえば、「死」のことを「お星様になった」と伝えることはファンタジーではありますが、ほんとうの意味で正しいことではありません。子どもはいつまでもその空想を持ち続けるかもしれないのです。

誤解を恐れずにあえて厳しいことをいえば、それは大人の側が現実から目を背けようとして現実を歪めているだけなのかもしれません。子どもは無力で非力な存在かもしれません。しかし、物事をしっかり受けとめ、自分で理解していく力も持っています。子どもが未熟で擁護される対象であるのは確かですが、過度な大人の思いこみや、こうあってほしいという思い（大人側のバイアス）が言動に反映されることがあります。

❷ 子どもが示す感情と行動の反応

　それでは、災害に遭ったとき、子どもたちはどのような心理状態になるのでしょうか。まず、事態が理解できずにパニックに陥ります。呆然となったり、漠然と恐怖を感じたり、不安感に圧倒されたり、こころが押しつぶされそうになったりします。親や身近な人を亡くした子どもの場合は、それを認めたくない気持ちが強く働きます。子どもによっては自分の人生が大きく変わってしまうような感覚に陥ります。周囲の大人の支えと、時間の経過によって、やがて平静を取り戻すでしょうが、こころを整理して事態を理解するまでには、しばらく時間が必要となります。

　事態を理解する過程では、子どもが幼ければ幼いほど、自分に引き寄せて物事を考える傾向があります。極端な例を挙げれば、災害でお友達が亡くなったのは自分が何か悪いことをしたせいではないか、と考えたりします。このような認知の歪みは、傷ついた子どもをそっと見守るだけではわからないことです。こころのアンテナを張って子どもとやりとりをすることが求められます。

　行動としては、退行現象（幼児返り）があります。これは発達段階が一つ、あるいは二つ前の段階に戻ったような状態になることです。たとえば、周囲の大人にまとわりつく（抱っこやおんぶ、添い寝を求める）、電気を消して眠れない、一人でいると落ち着かない、トイレやお風呂に一人で行くことを嫌がる、暗闇やお化けを怖がる、物事に集中しなくなる、落ち着きがなくなる、過度にはしゃぐ、粗暴になる、わがままをいうようになる、などです。夜尿やお漏らし、指しゃぶりをするようになることもあります。甘えを伴った退行現象は、その甘えを許して受けとめてあげることで回復が早まります。

　また、再現遊びをすることがあります。たとえば、地震ごっこや津波ごっこ、生き埋め遊びなど災害を連想させるような遊びをするのです。大人の側からするとこれらは眉をひそめたり、こころを乱されるような遊びなのですが、子どもたちにとってはそうすることで起きた出来事を整理しようとしているのです。ただし、このような遊びをしていて、過剰な興奮をみせたり、情緒が不安定になったり、ハッピーエンドで終わらないようなことがあれば、強制的にその遊びを止めさせる必要があります。それは健康を取り戻すための遊びではなく、健康を損なわせる遊びである可能性があるからです。

　遊びに関しては、もう一つ注意点がありま

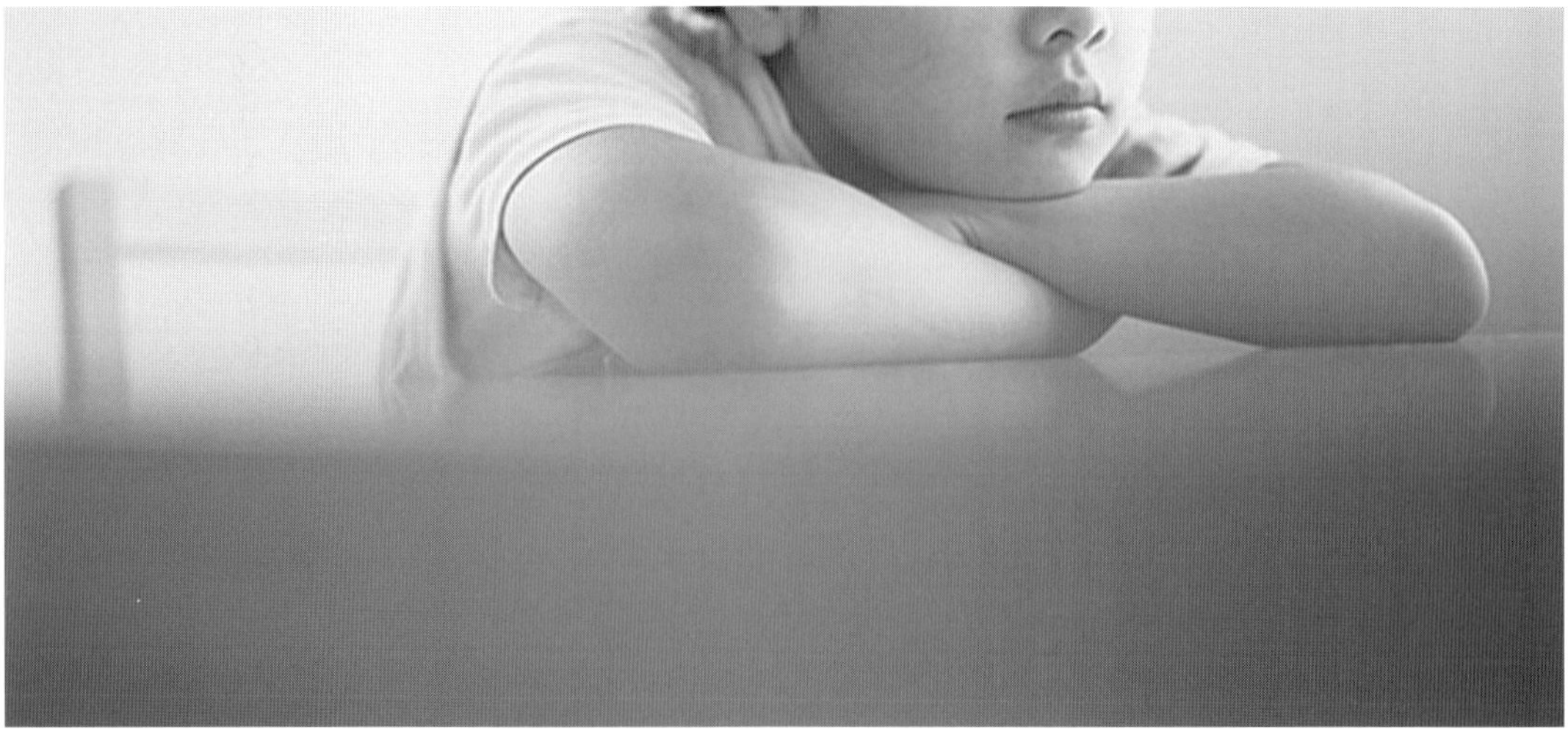

す。被災地では、立ち入ると危険な場所が出てきます。建物が倒壊する、あるいは土砂災害の恐れがあるなど、二次災害が起こるような場所があります。子どもたちも、そのような場所に立ち入らないことを大人に注意され、はじめは近づかないことでしょう。

　しかしながら、その場所に慣れてくると、子どもたちに冒険心というものが出てきます。生活範囲が狭められたり、行動が制限されているとなおさらのことです。子どもの安全管理の問題は、大人でも子どもでも、生活が平常に近くなってきたころに起きてきます。震災後数ヶ月、あるいは避難所生活に慣れてきたころに、子どもたちに向けて立ち入ってはいけない場所について再度教育し直す必要があります。子どもが怖がって近づきたがらない場所に無理に近づけさせないことも必要です。

3 周囲の大人ができること

　それでは、私たち大人にできることは何でしょうか。不安や恐怖感に対しては、大人が安心感と安全感を与えてあげることです。そのためには、まず私たち大人が心理的に安定していることが求められます。被災者であれば、将来の見通しが立たなかったり、経済的な問題などでこころ穏やかにいられず、ましてや身近な人を亡くしていれば、なおさら不安定になるでしょう。そのことを十分にわかった上でお願いするのですが、子どもに笑顔をみせる、そっと抱き寄せる、手を握る、頬ずりをするなどのスキンシップをこころがけてほしいのです。それだけで、子どもは安心感や安全感を実感するものです。

　自分の気持ちを整理するために、こころの専門家を頼るのも一つの方法です。直接会って話をするという方法もありますが、電話で話をするという方法もあります。同様の体験をした者同士で、体験をわかち合うという手段もあるでしょう。子どもに限らず、大人も感情や体験、不安な思いにフタをするのではなく、何らかの形で表現することは、心理的な健康を取り戻す上で大切なことです。ただし、表現することを強要しないことも同様に大切なことです。

4 対処方法を教える

　以前、地震災害の際に余震が起こるたびに恐がり泣きじゃくる子どもの親御さんとお会いしたことがあります。その子は余震を怖がらなくなる過程で、自分で自分の身を守る術を身につけました。何かしらの対処方法を身につけたことで、自分は無力で非力な存在ではない、自分の身に降りかかる出来事を自分でコントロールできる、という感覚が生まれてくるのではないでしょうか。心理学のストレス実験でも、ストレスになる出来事が生じても、それをコントロールできることがストレス感の軽減につながることが証明されています。

　ストレスマネジメントの基本は、対処方法を増やし、ストレスをコントロールすること、そして自己効力感（自分で対処できそうだという感覚）を高めることです。子どもも対処能力や自己効力感が増すと気持ちにもゆとりが出てきますし、困難に立ち向かう力が出てくるものです。

CASE 04 高学年児童のストレスマネジメント

松浦正一［帝京平成大学大学院］

1 小学校高学年の子ども

前ケースで記したように、小学校低学年の子どもと高学年の子どもでは認知や情緒の発達段階の違いが大きいため、受けとめ方も異なります。ここでは、小学校高学年の子どもについて考えていきます。

児童期後期から抽象的な概念も考えることが可能になってきます。前ケースで示した「死」の現実的な意味も理解できるようになってきます。小学校の高学年は、思春期の入り口ともいえますが、身体の成長や認知、情緒の発達に個体差が大きくバラツキがみられるのもこの時期の特徴といえるでしょう。ですので、個々の発達状態をみながら対応をしていくことが求められます。

2 子どもが示す感情と行動の反応

小学校低学年では高学年とは違った表現がなされます。小学校低学年は感情を言語化する力が乏しい上、湧き起こる感情に対する対処方法も限られています。そのため、抱いた感情の表現が頭痛や腹痛、不眠などの身体症状や、わがままや身勝手さなど行動化を伴う表現になりやすいのです。

高学年になると、子どもの受けとめ方も大人のそれと同じになってきます。そして、表現力や対処方法に幅が出てきますが、自分のことや家族のこと、周囲のことに気を配り、余計な心配や不安を抱くようになります。たとえば、災害によって家族が離ればなれになるのではないか、自分がふさぎこんでいては親が心配するのではないか、自分が家族を励まし明るくしていかないといけないのではないか、などなど、子どもたちはいろいろなことを感じ、思い、装うものです。

このような思いを抱えている子どもにとって、その思いを話せる友達の存在はとても大きいものです。ただ、そのような友達が近くにいない、あるいは亡くなってしまったという場合には、学校の先生など気兼ねなく話ができる大人が寄り添う必要があります。

その複雑な思いを誰かに話すのではなく、反抗や反発といった直接的な行動で表わしたり、逆に表現をためらって内閉的になり、孤立感を高めたりすることもあります。たとえば、自分の抱いている複雑な思いをまわりの大人は理解していないと、わがままや身勝手な振る舞いで表わすこともありますし、だらしなくなったり、いじけたりする場合もあります。退行現象（赤ちゃん返り・幼児返り）については、前ケースでも述べましたが、高学年や思春期、青年期であっても起こります。前ケースで示したようなものの他に反抗・反発、孤立感なども退行現象の一つです。

子どもによっては、親や身近な人が亡くなったことで喪失感を抱くだけでなく、自分が生き残ったことへの罪責感が生じる場合もあります。逆に過剰に適応し、良い子になってしまう子どももいます。周囲が感心するほど人に気を配り、優しく思いやり、お手伝いをする、などの行動がみられる子どもが、じつは孤立感を深めていたり、自分の重たい気持ちをみつめないようにするために、そのような行動を強迫的にしていることがあるのです。周囲の大人がその行動の意味を丁寧に読み解くことで、子どもが一人で重荷を抱えたまま孤立感を深めてしまうことを防ぎます。

また、悪夢をみるということもあるでしょう。夢の内容は、津波や地震といった直接災害に結びつく内容であったり、お化けや怪物に追いかけられる、漠然と不安感に埋もれるといった内容であったりもします。眠ると怖い思いをしてしまうことが、夜眠ることや暗闇への恐怖へとつながっていきます。不眠に陥ることも珍しくありません。不眠は疲労の解消を遅らせたり、集中力の低下を招いたり、情緒の不安定さに拍車をかけたりします。

また、子どもたちは恐怖や不安を感じるだ

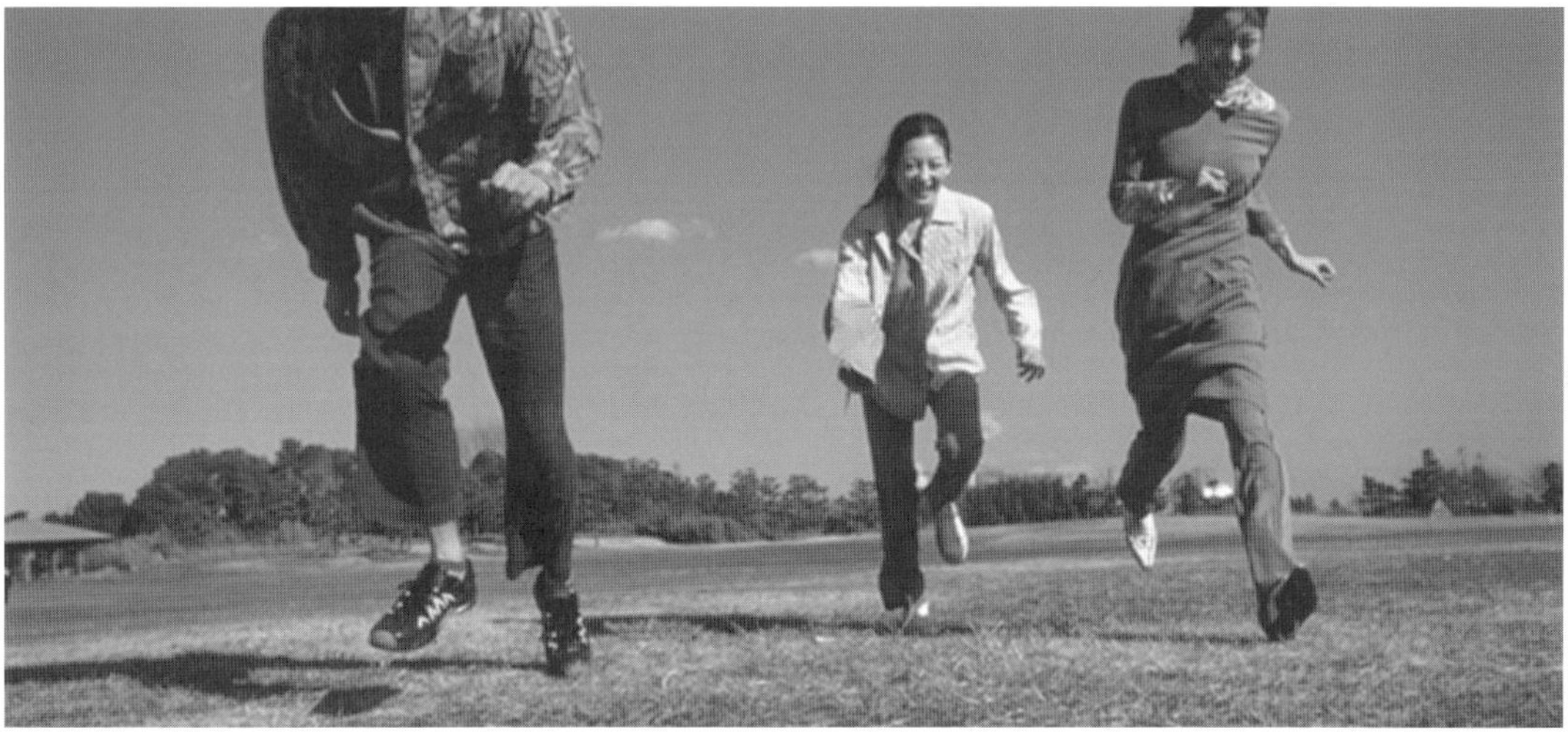

けでなく、怒りを感じることもあります。災害そのものが理不尽であるため、災害に対する怒りもありますが、その怒りの方向が他の児童に向くことがあります。たとえば、震災の避難所などで親族を亡くした子どもに対して「線香臭いからあっち へ行け」といった悪口やからかい、暴言につながることがあります。このような場合、その行為をとがめることは必要ですが、同時に子どもの行為に隠されている思いや不安感などに耳を傾けることが求められます。

避難所生活が長くなると、ストレスだけでなく疲労が蓄積されたために、身体症状が出てくることがあります。これらには、視力や視野の問題や、耳鳴りやめまい、立てなくなるなどの症状を伴うことがあります。このような場合には、休息だけでなく、心理的なケアも同時に必要になるでしょう。

3 周囲の大人ができること

周囲の大人ができることとしては、子どもを抱える親を支えたり、大人自身が秩序やルールを守ること、子どもにそれを守らせることが求められます。支援者側はときに忘れがちになるのですが、被災地であっても何もかもが許されるわけではありません。被災したから、心身が傷ついているからといって何をしてもよいわけではないのです。避難生活をしていれば、集団生活のルールがあります。学校でも校則や人とかかわる上でのルールが存在します。集団生活を脅かす、あるいは規律を逸脱するような行為、マナー違反には注意・指導が必要です。

それだけ秩序が乱れやすいのが災害現場の特徴です。人は誰でもストレスが高じると粗暴になったり、欲求や衝動のコントロールが利かなくなったりするものです。性暴力も含めて、暴力行為や犯罪行為の矛先は弱い者に向きやすくなり、子どもや女性、老人が被害に遭いやすくなります。秩序やルールを守る、守らせることが子どもを守ることにつながります。

ただ、子どもの場合は気持ちを受けとめることが必要です。これまでも繰り返し述べてきたことですが、表面化した行動の裏側には子どもの思いが隠れています。子どもが不安な気持ちを直接訴えることもあるでしょう。そんなときは、大人も不安であることを伝えてもよいでしょう。人は今回のような出来事を体験したり、先のことがわからない状態に陥ると気持ちが乱されたり、不安になるものだと教えることが子どもの安心感につながることがあります。大人でも「こういう思いをしているのが、自分だけじゃないんだ」とわかるとホッとするものです。

4 回復のプロセス

これまで、子どもたちに起こること、そして大人にできることを記してきました。災害が起こった中で、喪失感や絶望感に苛まれている人びとに対して、支援できることは限られています。支援者自身が傷つき、無力感に苛まれることもあるでしょう。しかし、子どももやがて大人になります。大人になっても、さまざまな刺激によって災害のことや、そのときに味わった辛い感情が活性化され、よみがえってくることでしょう。

一度起きてしまったことを記憶から消し去ることはできません。災害体験やそのときの感覚や感情がよみがえることを恐れていては先に進めません。ただ、よみがえった体験や感覚、感情にのみこまれず、生きていくことはできます。そのためには、早期に周囲の大人が子どもに対して適切なかかわりを持ちながら、安心感と安全感を与えていくことが必要です。

また、これは大人にも子どもにもいえることですが、皆が同じような回復のプロセスを歩んでいくとは限りません。大人のそれと子どもとでは違うプロセスを辿ります。低学年と高学年、男女、性格傾向やその子の置かれている状況、個人史によっても大きく異なってきます。百人いれば、百通りの回復の道筋とペースがあるのだということを周囲の大人が理解しておくことが重要です。

子どもがもともと持ちあわせている健康な力を促進していくためにも、子どものこころに関する正しい知識を持ってください。そして、子どものこころを理解しかねることや気がかりに思ったり、対応に苦慮するようなときは、専門家を頼るようにしましょう。

CASE
05
思春期の子どもの災害反応

高橋秀俊【国立精神・神経医療センター 精神保健研究所】
神尾陽子【国立精神・神経医療センター 精神保健研究所】
長尾圭造【長尾こころのクリニック】

はじめに

思春期は、多情多感な時期です。また、活動性も高く、その一方で、協調性もあります。思春期の子どもたちへの対応は、基本的には大人への対応と同じですが、これらのことを踏まえて、災害時、とくに急性期の対応を考えるとよいでしょう。

1 トラウマへの対応

❶安心してもらう

思春期の子どもに対しては、大人同士として話しかけましょう。そうすることによって、かれらを尊重していることが伝わります。わかる範囲で事態を説明しましょう。何が起きたかがわかると、子どもたちは安心します。

とくに子どもには、安心できる面を強調することが重要です。自分一人ではない、守ってくれている人がいる、助けてくれている人がいる、他の地域からも人が来ている、国もお金を出してくれる、などというメッセージを伝えるとよいでしょう。テレビなどのニュースは、不安をかきたてる場合も多く、子どもはみない方がよいでしょう。

❷噴出する感情への対応

トラウマ反応は、ほぼ大人と同様ですが、男子よりも女子の方が、不安を抱く子が二割程度多いといわれています。

メディアからのインタビューはトラウマを思い出すきっかけになるかもしれませんので断ってもよく、もしインタビューを受けるとしても大人に付き添ってもらうのがよいと教えてあげましょう。

ただし、感情や出来事を自然に思い出した場合は、無理に抑制しないで、子どもに話せるだけ話してもらい、ときには泣くだけ泣かせましょう。これらの感情をこころの中にためこんでおくと、将来いずれどこかで出てきますので、感情が噴出したときは寄り添ってあげましょう。年少の子どもにみられるような感情的退行、あるいは身体的退行を示す思春期の子どもは、初期には少ないのですが、疲れてくるとこういった行動が出やすいです。そのような場合は甘えさせるとよいでしょう（小さい子どもでも同様です）。

なお、意図的に話をさせたり感情を出させたりすると、思いがけず状態が悪化するという副作用が出ることもあります。程度がひどいときは、専門の医師に相談するとよいでしょう。

表１　災害時における思春期の子どもへの対応例

子どもの様子	対応例
抑うつ的で自責的になる	災害後に、このような感情になるのは自然なことであると説明しましょう。安心できる雰囲気の中で話を聞き、子どもが過度に自責的にならないよう気をつけましょう。自分には何も悪いところはなく何の責任もないこと、今はこのようにしていることが一番正しいことで大事であり、いずれ他にすることが出てくるので、それを一生懸命することがこの代償になることを説明しましょう。
対人関係が大きく変化する	災害後に、まわりの人の態度が変わったようにみえることは自然なことであり、時間が経てば元に戻ることを教えてあげましょう。また、日常を取り戻していく過程で、まわりの人からの支えも必要であることを説明しましょう。
無謀な行動をとる	気持ちが落ち着かないときに無謀な行動をとることは危険であること、状況が落ち着くまでは外出時に行き先や目的を知らせるよう説明しましょう。独立（結婚、就職、退学）などの大きな決断を迫られるときは、状況が落ち着くまでもう少し待ってから、ゆっくりと考えるよう伝えましょう。アルコールや違法薬物を入手しないよう、気をつけましょう。

❸時間をかけて状況を知ってもらう

子どもによっては身近な人の喪失体験を否認し、「ほんとうは死んでいない」などということもあります。そのときはいきなり説明しても理解できないでしょうから、解離をおこす可能性もあります。時間をかけて状況を受け入れられるようになるまで待ちましょう。

半解離状態では、同じ行動を繰り返すことや、一心不乱に何かに打ちこむことがあります。これらの行動が危険を伴わないもので、周囲に迷惑でなければ止める必要はありません。

❹見極めの大切さ

災害時には、日ごろの人間関係の病理が顕在化しやすくなります。また、これらは急性期反応と混じることもあるので見極めが重要です。

❺個別対応が必要なケース

トラウマのリスクの高い子は、被害の大きかった子、感情的に未熟な子、知的に低いか境界レベルの子、メンタルヘルスの状態が災害前から悪かった子、過去にトラウマを持っている子などです。これらの子どもには個別に対応しましょう。

❻薬物が必要なケース

家族や友人など大切な人を失うことによって、強い怒りを抱いたり、衝動的な行動をとることもあります。これらの行動には迅速な対応が必要な場合もあります。感情的、行動的に落着けないときは、鎮静化を図る必要があります。

落ち着けさせて話を聞いたり、部屋があれば個人の空間と時間を与えてあげることが有効な場合もありますが、安定剤や睡眠薬などの薬物を要する場合もあります。感情的に不安定な子どもや病的状態の子どもへの対応は、専門の医師に任せるとよいでしょう。

2 トラウマ以外への配慮

❶役割を与える

メンタルの健康度の高い子については、躁的防衛状態をとり得ます。この場合は、適度に活動に参加させましょう。その際は、役割分担を明確にし、責任を持って手伝わせることがよいでしょう（勝手に活動させてはいけません）。そうすることにより、大人の仲間入りをしていると思え、自分も大事な役割を担っていると思えるのです。自分が役立つ存在であると思わせることが大事です。

そして、手伝いが上手にできたら褒めましょう。そうすれば本人も満足感をおぼえますし、自己存在感が高まり、精神的回復にもつながります。

❷どんな役割がいいのか

手伝わせる内容は、何でもよいでしょう。生活に関することはすべてが機能麻痺に陥っていますので、すぐに役立つことからはじめるとよいでしょう。身体を使う作業などを常にしている状態が望ましいです。避難所などでは、身近なことのお手伝いが一番よいでしょう。幼い子どもたちと遊んでもらったり、世話をしてもらうのもよいでしょう。そして、学校再開の準備をしましょう。また、勉強をしてもらってもよいでしょう。

再建、復活、回復に向けた行動をとり、これまでの生活の再開、適応を指向していることが大事です。最近は、保健室の養護教諭のこころのケアへの対応レベルも高くなっているので、学校がはじまったらすぐに学校生活へ戻るとよいでしょう。

❸子ども同士のコミュニケーション

子ども同士で悩みを語りあったり、音楽を聴いたり、年齢に適した活動に取り組める時間をつくるとよいでしょう。ただし、友達のメンタルサポートは簡単なようで難しいので、無理にさせない方がよいでしょう。

3 支援者の態度について

❶目的を明確に

災害地域以外から災害支援のために災害地域に入った場合、目的を見失わないようにしましょう。目的は、災害地域の「地域ストレスを軽減すること」です。「木をみて、森をみず」の状態に陥らないようにしましょう。

❷潮どきが重要

災害支援に入ったときから、いつこの活動を辞めるべきかを状況をみながら考えましょう。地域の通常機能が回復したことを確認できれば、できるだけ早く引き上げるようにしましょう。

❸自分が疲れてしまわない

問題に深入りしすぎないようにしましょう。情に流されないようにしましょう。自身が疲れないことをこころがけましょう。

CASE 06
子どもにみられやすい身体化症状

永光信一郎［久留米大学医学部］

はじめに

子どもにとって恐ろしい体験や喪失体験、長期にわたる生活環境の変化は、不安、苦痛、苛立ち、気持ちの落ちこみなどの症状を引き起こします。

しかし、これらこころの葛藤を言葉で表現することに慣れていない子どもは、しばしば、身体の症状や行動上の問題、幼児返りなどで、その気持ちを表わしてきます。

子どもにかかわる周囲の方々が、子どもの身体症状や行動の変化を理解していることで、子どもたちは安心して生活することができるようになります。

1 身体化する症状

身体の症状すべてを災害によって引き起こされたこころの問題、精神的な問題であると最初からとらえるのは危険です。衛生環境、生活環境の変化から大人のみならず、子どもも身体の不調を訴えます。身体の不調はまず、小児科医や内科医に診断してもらいましょう。内科的医療アプローチを継続しても症状が治らなければ、その背景にこころの問題や精神的な問題があることを疑います。

表1のように子どもたちに表出する災害後の身体化の症状は、年齢によって異なってきます。頻度の多い症状は、睡眠に関すること（夜泣き、夜驚《やきょう》）、排泄に関すること（夜尿、頻尿）と、消化器に関する症状（食欲低下、下痢、腹痛、便秘、吐き気）などがあります。その他、頭痛やかゆみ、息苦しさなどもあります。食事の好き嫌いが多くなることもあります。

阪神・淡路大震災のときは、二、三割の幼児に身体症状が認められました。また身体的症状が半年近く続くこともあります。身体のことは医師だけでなく、保健師さんに相談することもできます。

2 行動上の問題

子どもたちは激しい不安や苦痛などを体験すると、今までにできていたことをしなくなったりできなくなること（退行すなわち、赤ちゃん返り、幼児返り）によって、防衛的になることがあります。つまり、精神的なプレッシャーを感じたときに、それを解決しなくてもいい発達年齢の子どもに戻り、自分を

表1　災害時の子どもにみられる身体化症状と行動の症状

	乳幼児 （0～5歳）	学　童 （6～12歳）	思春期児童 （13～18歳）
身体化症状	・夜泣き ・夜驚 ・おねしょ ・頻尿 ・下痢 ・便秘 ・食欲低下 ・チック ・発熱	・夜驚 ・頭痛 ・腹痛 ・便秘 ・吃音 ・食欲低下 ・喘息、アトピーの悪化 ・チック ・発熱	・頭痛 ・腹痛 ・下痢 ・吐き気 ・めまい ・耳鳴 ・過換気 ・眠れない ・食欲低下 ・手足が動かない ・喘息、アトピーの悪化 ・チック ・意識がボーっとなる
行動上の症状	・暗い所を怖がる ・甘えがひどくなる ・いつも一緒にいたがる ・トイレに一人で行けない ・指しゃぶり ・爪かみ ・赤ちゃん言葉 ・おっぱいを触る ・多弁 ・膝の上に乗りたがる ・乱暴な行動	・暗い所を怖がる ・甘えがひどくなる ・いつも一緒にいたがる ・トイレに一人で行けない ・爪かみ ・多弁 ・母親と一緒に寝たがる ・膝の上に乗りたがる ・乱暴な行動	・髪の毛を抜く ・落ちこむ ・苛立つ

守ろうとするのです。

阪神・淡路大震災のときは、五、六割の幼児に行動上の問題が認められました。**表1**にあるように乳幼児では赤ちゃん言葉になり、抱っこをせがみ、いつも親と一緒にいたがります。暗い所を怖がり、一人でトイレに行けなかったり、眠れなくなったりもします。おねしょはよくみられます。また、不安を打ち消すために落ち着きがなくなったり、多弁になったり、兄弟げんかが増えたり、危ない行動をわざととったりもします。

③ 身体化症状が出た場合の接し方

❶お腹の症状が出た場合

症状が身体化する子どもたちの場合は、最初に食欲低下、食事の好き嫌い、腹痛、下痢、便秘などお腹の症状に直面します。無理に食べるとさらに痛くなったりするので、食事量の減少は認めてあげてください。避難所ではトイレが利用できないこともあり、子どもたちも水分を意識的に摂らなくなるので、便秘気味になることがあります。水分を摂取させることをこころがけ、お腹をゆっくりとマッサージしてあげてください。保健室に「お腹が痛い」と来室する子も一時的に増えます。

❷持病が悪化した場合

災害による精神的ストレスや環境衛生の問題で、喘息発作、アトピー性皮膚炎、アレルギー性結膜炎など、皮膚や目がかゆくなったり、呼吸に支障を来すことがあります。片頭痛、起立性調節障害、チックなどの身体疾患も一時的に悪化することがあります。こういった場合は、ゆっくり休ませると同時に、医師の指示のもと、定期薬の調整をしてもらうようにしましょう。

❸共感することで症状を軽減させる

体調が悪くなったことを気にする子どもがいる場合は、身体の具合が悪くなることは、自然なことであると伝え、痛がる部分などを手でゆっくりとさすってあげてください。精神的なものから来る身体の不調でも、表面に出てきている身体の不調を取り去ってあげることで、精神的な不調も軽減されます。つまり、共感してあげることで不調が軽減されるのです。また、もし医師が近くにいるならば、遠慮せずに診察をしてもらいましょう。

❹気をそらしてあげる

しかし、災害で異常な体験をしたときなどは、強迫的に身体の不調を身近な保護者に訴え続けることがあります。たとえばお腹が

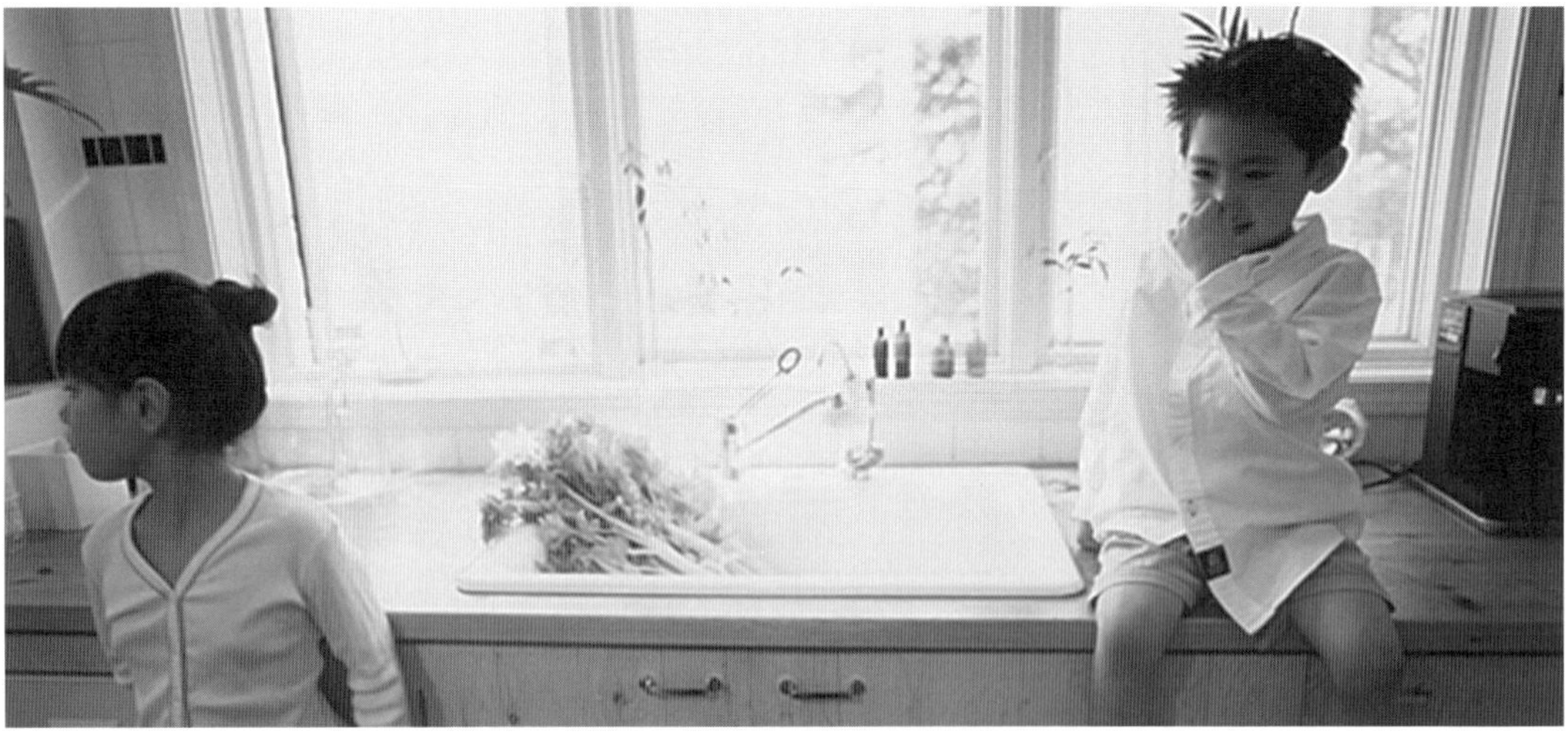

痛いときなど「○○を食べていい？　大丈夫？」と、子どもが何度も確認をとり続けることがあります。子どもによっては次第に食事ができなくなったり、遊べなくなったりすることもあります。症状に注目しすぎるとひどくなることがあるので、そういった問いかけをされた際に「絵本読みをしよう」などと答えてあげ、さらっと話題を変えることも大切です。

❺夜泣きなどの症状

災害のあとは、覚醒状態が亢進しているので、夜泣きや夜驚症はしばしば起こることがあり、数週間から数ヶ月続くこともあります。また、無理に起こそうとすると、むしろ泣き続けることが長くなることもあります。周囲からは、子どもをちゃんと寝かしつけることは親のしつけであると思われがちで、保護者は誰にも相談できず、抱えこんでしまうことがよくあります。避難所で集団生活をしている場合は、「災害と子どもの睡眠」について専門家から周囲の人へ説明をしてもらいましょう。周囲の生活基盤の安定とともに、子どもの睡眠も自然に改善していきます。

❻おねしょについて

おねしょ（夜尿）に関して子ども自身は困惑し、恥ずかしく思っています。叱ったり、

「今晩はおねしょをしないようにしようね」という言葉をかけることは逆効果になります。失敗してもお母さんは何とも思っていないよという態度で接してあげてください。洗濯ができる環境であれば、おむつをしないで見守ってあげてください。集団生活で周囲への配慮が必要なときは、「おねしょをしても大丈夫だよ」といって、タオルで即席のおむつをつくりあててあげてください。こうして安心感が増すにつれて、症状は自然に回復します。

❹行動上の症状が出た場合

❶幼児返り

幼児返りの症状も数週間から数ヶ月続くことがあります。このときは、幼児返りをしっかりと認め、受けとめてあげることが大切です。叱ったり、突き放したりせず、子どもがスキンシップを求めてきたら、年長児でも恥ずかしがらず受けとめてあげてください。

❷幼児返りの改善

わかる範囲でいいので、災害の現状や、支援の手が差しのべられていること、ここが安全な場所であることを、わかりやすく説明してあげてください。安心感が増すにつれて、幼児返りは改善してきます。

❸落ち着きをなくした場合

日中の運動（サッカーやかけっこ）を取り入れることや、身のまわりの片づけなどを手伝わせるなどして役割を与えてあげることで、落ち着きのなさや乱暴な行動が減ることがあります。

❺症状の原因がわからないとき

災害後に身体症状が出たり、行動上の変化が出ることは、異常なことではなく、むしろ当たり前の反応として受けとめてください。精神面の症状と異なり、身体の症状は、災害に影響しているものなのか、あるいは環境、栄養、衛生に関係する、いわゆる身体の病気なのかがわからず、親御さんはとても不安になります。そんなときは遠慮せず、小児科医や保健師さんに相談しましょう。

［参考文献］

災害時における家族支援の手引き編集委員会編「乳幼児をもつ家族をささえるために」『災害時における家族支援の手引き』一九九八年

中村肇、高田哲、相馬収、北山真次、高岸由香、稲垣由子、三宅芳宏「阪神・淡路大震災が子供達の身体面、心理面に及ぼした影響に関する研究」文部省特定研究報告書『兵庫県南部地震に関する総合研究』（二九一頁〜二九六頁）一九九七年

CASE 07

子どもと睡眠障害

土生川光成［久留米大学医学部］
前田正治［久留米大学医学部］
内村直尚［久留米大学医学部］

はじめに

「寝る子は育つ」ということわざがありますが、これは「よく眠る子どもは体やこころに何も問題になることがないため、不安がなく、よく眠る」という意味と考えられます。本来、子どもの睡眠は非常に深く、睡眠障害などとは無縁なはずなのですが、今回のような大災害に遭遇し、計り知れない恐怖感やストレスにみまわれた場合、子どものこころの中には大きな不安感が生じ、さまざまな精神症状とともに重篤な睡眠障害も出現してくることがわかっています。

ここでは、心的外傷（トラウマ）を体験したあとに生じる睡眠障害の特徴について説明し、そのような睡眠障害の治療についても簡潔に述べます。

❶トラウマ体験後の睡眠障害の特徴

トラウマ体験後にみられる睡眠障害には、今回の東北地方太平洋沖地震とは外傷体験の種類は異なりますが、平成十三年二月に起きた船舶事故が帰還生徒に及ぼした精神的影響を図1に示しました。縦軸は精神症状、横軸は症状の頻度や強度を示しています。これをみると、侵入性想起、悪夢、フラッシュバックなどの再体験症状（B項目）、外傷体験を思い出す活動や場所の回避、疎隔感などの回避と感情麻痺症状（C項目）、不眠（入眠、睡眠維持困難）、イライラ感と怒り、集中困難、過剰な警戒心などの覚醒亢進症状（D項目）などのさまざまな精神症状が出現していますが、中でもとりわけ不眠が最も重篤で頻度の高い症状であることがわかります。

さまざまなタイプの睡眠障害があります（表1）が、なかでも不眠と悪夢が最も高頻度で出現します。小さな子どもの場合には、夜驚症がみられることもあります。夜驚症とは、睡眠中に突然起き出し、叫び声をあげるなどの恐怖様状態を示す症状のことです。ここでは、トラウマ体験後に最もよく出現する睡眠障害である不眠と悪夢について説明します。

❷不　眠

トラウマ体験後にみられる不眠にかかわる訴えとしては、入眠困難（なかなか寝つかない）、中途覚醒（夜中に何度も目が覚める）、熟睡感の欠如（起床時スッキリせず、眠った気がしない）などがみられます。通常、人が睡眠に入るときには、交感神経系の機能が低下し、副交感神経系が優位になっています。し

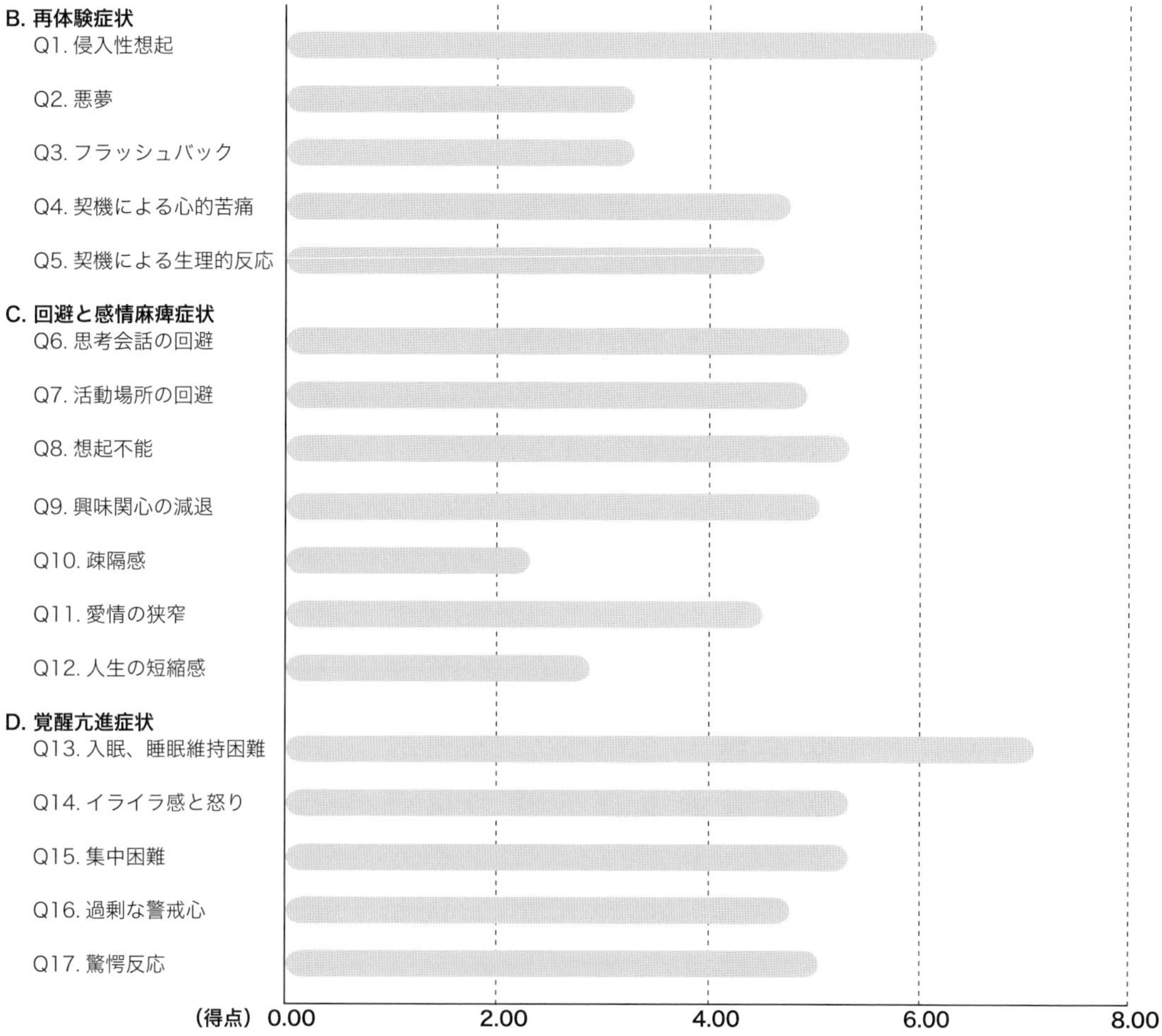

図１　船舶事故が帰還生徒に及ぼした精神的影響
※参考文献・前田正治、加藤寛『生き残るということ――えひめ丸沈没事故とトラウマケア』から転載

かし、強烈なトラウマを経験したあとには、交感神経系の興奮が持続するために、過覚醒状態となり、夜なかなか眠れないといった不眠が出現します。前述したように、船舶事故の帰還生徒の多くにおいて、暗い状態で眠ることに強い恐怖感を感じ、朝までまったく寝つけず昼夜逆転したり、ちょっとした物音ですぐに目を覚ましてしまうなど強烈な不眠が出現しました。

今回の大震災においても、地震や津波により本人自身が死に直面したり、身近な人を失ってしまったりといったトラウマ体験や、その後の避難生活による極度のストレスを考えると、著しい不眠が出現しても全く不思議ではありません。さらに不眠が長く続くことにより心身に悪影響を及ぼし、悪心、嘔吐、頭痛、腹痛、食欲低下などの身体症状や、抑うつ、イライラ、集中困難などの精神症状が出現します。ですから、後述しますが、不眠が長く持続する場合には治療が必要と考えられます。

❸ 悪夢

悪夢とは、不快で非常に強い恐怖感を伴った夢のことです。悪夢はトラウマ体験後にみられる最も特徴的な睡眠障害です。前述した

表1　トラウマ体験後にみられる睡眠障害

不眠	
入眠困難	睡眠維持困難（中途覚醒）
熟眠感欠如	
悪夢	
外傷体験に関連した悪夢（trauma-related nightmares）	
外傷体験に関連しない悪夢（non-trauma-related nightmares）	
その他の睡眠障害	
パニック発作様の覚醒	睡眠中の激しい体動
夜間ミオクローヌス	周期性四肢運動障害
レム睡眠行動障害	夜驚症
睡眠時無呼吸症候群	

※参考文献・土生川光成「精神疾患による不眠症」山寺亘編『初学者のための睡眠医療ハンドブック』から転載

船舶事故の帰還生徒では、まさしく船が沈没し死に直面する夢をみて飛び起き、恐怖感でその後なかなか再入眠できないということがありました。このように、トラウマ体験後に出現する悪夢においては、本人が経験した外傷体験と直接関連した夢をみます。

今回の大地震や津波を経験した子どもたちにおいては、「大地震で家屋が倒壊する」あるいは「津波に巻きこまれて死に直面する」といった鮮烈な悪夢が出現してきます。悪夢は、外傷体験の記憶が夢の中で再体験されるものだからです。

悪夢によって夜中に飛び起き、その後なかなか寝つかないのは、本人にとって非常に苦しいものです。そしてこの悪夢の出現は、夜間の不眠をもたらすだけでなく、日中にもその外傷体験を思い出させることになり、「悪夢⇄外傷体験の想起」といった悪循環をもたらしてしまいます。ですから、不眠同様に悪夢の症状が強い場合にも、治療が必要と考えられます。

4 不眠と悪夢への対処・治療法

不眠や悪夢のような睡眠障害が出現しても、それらが一時的なもので、一ヶ月以内に消失し、その後も出現しないようなら、経過を観察してもよいと考えられます。しかし一ヶ月以上、不眠や悪夢が持続して、本人を苦しめているような場合には、治療を行う必要があります。

具体的には、睡眠薬や抗うつ薬による薬物療法が行われ、不眠や悪夢に有効なことがわかっています。不眠に対しては一般的にはベンゾジアゼピン系睡眠薬が使われ、不眠のタイプ（入眠困難、中途覚醒）によって、短時間作用型睡眠薬（入眠困難に有効）や中間作用型睡眠薬（中途覚醒に有効）が用いられます。いずれの睡眠薬も耐性や依存性は少なく、副作用の少ない安全な睡眠薬です。

また悪夢に対しては、選択的セロトニン再取り込み阻害薬（ＳＳＲＩ）といった抗うつ薬が、夢と関連するレム睡眠を強力に抑制するため、悪夢の軽減に有効なことがわかっています。

［参考文献］
前田正治、加藤寛『生き残るということ――えひめ丸沈没事故とトラウマケア』星和書店、二〇〇八年
土生川光成「精神疾患による不眠症」山寺亘編『初学者のための睡眠医療ハンドブック』診断と治療社、二〇〇九年

CASE 08

災害と発達障害の子ども

田中康雄
[北海道大学大学院]

1 発達障害のある子どもの困難

私たちは、不確実な日々の生活を「まあいいか」といった調子で、なんとなくやり過ごしながら生きています。発達障害のある子どもたちは、この曖昧さに安心感を抱きにくく、不安と不確かさの中で日々を生きています。

彼らの落ち着きのなさや、些細なことに対してみせる大きな動揺の原因は、まさにこの安全感の乏しさにあります。

では、どうすればよいのでしょうか。それがわからないという表情を示す子どもたちには、できるだけ「大丈夫だよ」と見通しと確信をもって向きあいましょう。

2 震災後の不安定な世界の恐怖

そうした中、今回のような予測を超えた被災体験は、少しずつ世界に信頼を寄せようとしていた子どもたちをいいようもない不安へ陥れてしまう体験でした。いつものモノがなくなったり、普段の居場所を失うなどし、彼らが地道につくり上げてきた世界を一瞬のうちに破壊してしまいました。

被災地から遠く離れたところにいる子どもたちでさえ、普段のテレビ番組が長く中断されたこと、見覚えのあるコマーシャルが一斉にテレビ画面から消えたことに、不安と恐怖を示しました。

3 子どもたちの育つ力を信じる

このように、東日本大震災後は、それぞれが努力してつくり上げた世界が崩壊したことによって、再度の世界構築に向きあうことが子どもたちに求められました。発達障害という一つの特性は、子どもたちをより強い不安や、絶望に近い思いへと押しこめようとしています。しかし、その一方で、私たちは、いつも立ち上がり、ゆっくりと歩むという力ももっています。発達障害がある子どもたちも、育つ力、自分を護る力はあるのです。

ある地域では、広汎性発達障害と診断された子どもが、いつも以上にさまざまな音や振動に敏感になったと聞きました。こういった子どもたちは、地震の揺れを非常に早い段階で感じているそうです。しかし、それはこういった子どもにとっては、必死に生きていくための自己防衛反応であるとも考えることができます。ですから、これらの反応を、症状悪化、あるいは病状悪化ととらえるのではなく、彼ら自身の保護能力の向上であるとみることもできるのです。

4 互いをより知りあうこと

できるだけお互いに助けあい、支えあうことによって、再び子どもたちの世界に安心と安全を呼び戻すことになります。そうすれば孤軍奮闘しないですむようになるでしょう。

その際の支援とは、互いに護りあうことです。そのためには、改めて互いが知りあうことが大切なのではないでしょうか。

避難所では落ち着けないため、家族とともに自家用車で寝泊まりしていた子どもの話を聞きました。それは自閉症だから集団生活が難しかったのではなく、これまで経験したことのない喧噪と、不安に満ちた空間への恐怖感を強く抱いたからなのです。そして、こうしたときには説得したり我慢させるよりも、小さな安心を積み重ねることが、最終的にはより早い安定をこの子にもたらすことができたそうです。最大の理解者であり、育ちに携わってきたこの子どもの親御さんの、すぐれた判断と行為によって世界を今一度安全の衣に包むことができたのです。

支援する人は、こうした一人ひとりの個性をまず知ることからはじめないといけないでしょう。私たちが育ってきた中で体得した常識が、いかに狭く偏ったものであったかを、こういった子どもたちや彼らの身近な人びとの言動から新しく学ぶ必要があるはずです。支援という定型のベッドを提供するのではなく、目の前の子どもたちが欲しているベッドを、できるだけ柔軟に提供することが支援者の役割になるはずです。

5 安心と時間が勇気づける

子どもが示す言動にはすべて意味があり、その中で子どもたちは持てる力を回復していくものと考えられます。

たとえば、指しゃぶり、添い寝の要求、赤ちゃん言葉といった赤ちゃん返りにしても、不安・緊張が強いため、大切な親から再び育ちのエネルギーを補給してもらうために一時的に幼いころに戻ろうとしているのだと理解できます。これは悪い徴候ではなく、彼らにとって必要かつ大切な行為であるのだと理解しましょう。

ミニカーを離さない、同じ絵を描き続ける、何度も同じことをたずねるといったこだわりが弱まって来ていたのに、また激しくなったというときは「危機的なときに、特性は強く表われる」と思ってください。こういった症状はそのうち収まるものなのだと、余裕をもってかかわってください。

夜にうなされることや寝言が目立つ場合は、「眠りの中で一所懸命にこころの整理をしている最中なのだ」と思い、そばで「大丈夫だよ」とつぶやいてほしいと思います。

被災地にいるわけではないのに「ここにも地震が来る？　津波が来る？」と不安がる子どもには、親や大人が一緒であること、「あなたのことは護るから大丈夫」ということを伝え、安心させてください。こういった質問をするのは「発達障害のある子どもだから」ととらえるのではなく、これまで付き合ってきた「個性的な特性をもったかけがえのない子ども」の必死な自己表現であると受けとめ、その上で「大丈夫」であること、「時間が解決してくれる」ことを伝え、うろたえず、どっしりと構えて、安心感を提供するようにしましょう。

環境変化に弱く、見通しが不透明なことを不安がるという特性が強い子どもたちにとって、現在の未確定だらけの状況はつらいはずです。それでも「変わらないこと」があることを伝えることはできます。近くに親や友人がいれば、その存在が安心の一つになります。もし親と離れている子どもだとしたら、周囲の大人が食べる、遊ぶ、寝るといった当たり前の行動を安心の一つとして提供するようにしましょう。

被災地から遠方にいながら強い不安を示す子どもには、テレビを消して外で遊ぶように助言したり、最も興味関心のあることを彼らと共有するなどして、世界は不安と恐怖で一色になっているわけではないことを実感させてほしいと思います。

子どもたちの「成長」を共有できることが、支援者自身が、明日を信じられる力になるはずです。支援者もまた大きく傷ついて明日がみえなくなっているはずです。

日々休みなく、たいへんな子育てをされている発達障害のある子どもの親の「でも、私は、この子のおかげで親になれ、この子のおかげで、いろいろな世界を知ることができた」という日常の言葉は、この被災の中でも、普遍的な感想であり、じつは支援者へも共通するものではないかと思われます。

6 親自身（自分自身）を支える

当然ですが、親もまた被災により傷つき疲れています。親だからといって、子どものた

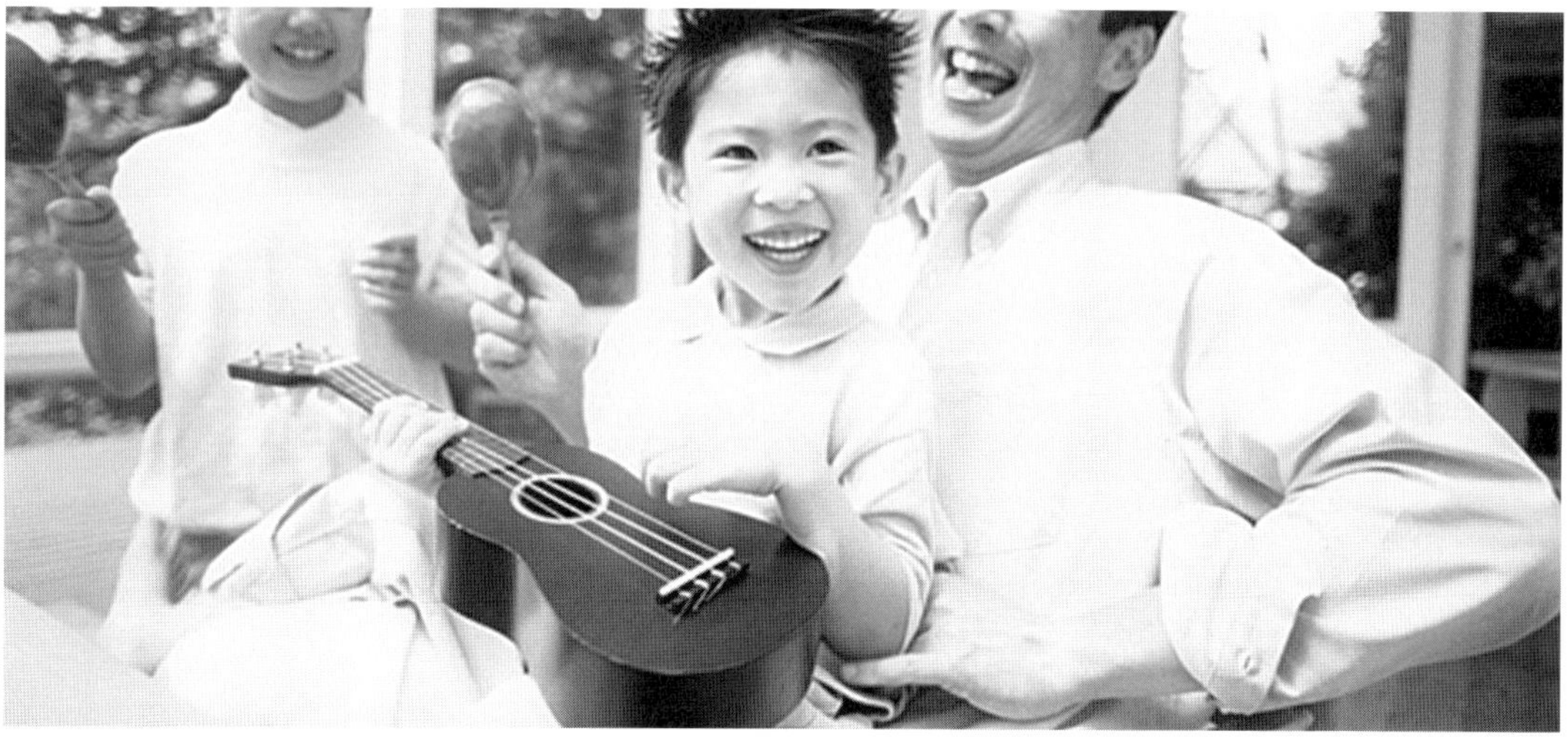

めに二十四時間気を張り続ける必要はありません。親は、子どものいないところで、弱音を吐き、愚痴をこぼし、涙にくれてよいはずです。親は不死身ではないのです。ですから、そうした時間と空間での出会いを大切にしてほしいと思います。親自身も、自然による未曾有の鉄槌によって、底なしの無力感が生じ、何かを要求する力すら失っているかもしれません。

しかし、声にして外へ出すことで、こころに隙間をつくることが大切です。私は発達障害の仕事をする中で、そうした子どもの親の強さに感服してきました。でも今回は、その強さを発揮する前に、一休みしてほしいと思います。災害体験の有無に限らず、発達障害のある子どもと付き合うことは、とてもたいへんなご苦労を伴うものです。親は、それをこれまでなさってきたわけです。いざとなったら子どものことで、親にかなう人はいません。しかし、今は、少しでもよいから明日のために力を温存してほしいと思います。

CASE 09

子どものＰＴＳＤ診断

奥山眞紀子
［国立成育医療研究センター こころの診療部］

❶ ＰＴＳＤという診断名に関して

外傷後ストレス障害（Post-Traumatic Stress Disorder：ＰＴＳＤ）は、アメリカ精神医学会の診断基準であるＤＳＭ（「精神障害の診断と統計の手引き」）や、世界保健機関（ＷＨＯ）の疾病分類であるＩＣＤ（「疾病及び関連保健問題の国際統計分類」）に載っている診断名です。この診断名がＤＳＭに登場するのは一九八〇年に作られたＤＳＭ-Ⅲからで、ベトナム帰還兵に独特の精神障害に悩まされる人が多かったことと、レイプを受けた女性に独特の症状がみられることが、この診断名が精神障害の診断名として掲載されるきっかけだったとされています（Herman. 1992）。つまり、恐怖体験後の成人の精神反応に関する診断として分類されたのです。

一方、子どもにも恐怖体験後の精神反応があることを最初に報告したのはアメリカのＬ・Ｃ・テアで、バスジャックされたスクールバスに乗っていた子どもたちの症状と治療に関して一九七九年に報告しました。その後、自然災害、事件、事故、虐待などによる子どものＰＴＳＤ研究が行われ、一九八七年に改定されたＤＳＭ-Ⅲ-Ｒには子どもの特徴についても記載され、現在使われているＤＳＭ-Ⅳに引き継がれています（ＰＴＳＤの歴史については、次ケースにて詳細に述べてありますので、そちらを参照ください）。

ＤＳＭ-ⅣにおけるＰＴＳＤの診断基準を**表1**に示します。この診断基準は、ＩＣＤ-10でもおおむね同じです。一般に恐怖体験があれば何らかの反応が出るのは当然のことですが、それが強すぎるときや長すぎるとき、現実から離れた反応となって生活に影響するときに「障害」と呼ばれ、治療がなされることになるのです。

災害や大きな事故などの場合には、ＰＴＳＤになりやすいことは明らかですので、ＰＴＳＤに至らないように、初期から介入してＰＴＳＤを予防することが重要です。

また、ＰＴＳＤの診断基準を満たさない状況であっても、一つの症状で本人や周囲が非常に苦痛になることもあります。ＰＴＳＤの診断に関して以下に述べますが、医学的診断をつけるのが目的ではなく、子どもの苦痛の把握や子どもの行動の変化に対する理解を深めて、周囲の大人が適切な対応をするための一助として利用していただくことが重要だと考えています。

さらに、災害によって子どもが受ける精神的苦痛の危険はＰＴＳＤの症状だけではなく、うつなどの気分の問題や、攻撃性が高まるなどの問題が生じることもあります。ＰＴＳＤという枠組みに入るかどうかを考えるの

表1　外傷後ストレス障害(PTSD)診断基準〔高橋三郎ら訳　DSM-Ⅳ　精神疾患の診断・統計マニュアル　第1版　医学書院　1996〕

A　**その人は、以下の二つがともに認められる外傷的な出来事に暴露されたことがある。**

1　実際にまたは危うく死ぬまたは重傷を負うような出来事を、一度または数度、あるいは自分または他人の身体の保全に迫る危険を、その人が体験し、目撃し、または直面した。

2　その人の反応は強い恐怖、無力感または戦慄に関するものである。
（注：子供の場合はむしろ、まとまりのないまたは興奮した行動によって表現されることがある）

B　**外傷的な出来事が、以下の一つ（またはそれ以上）の形で再体験され続けている。**

1　出来事の反復的、侵入的、苦痛な想起で、それは心象、思考、または知覚を含む。
（注：小さい子供の場合、外傷の主題または側面を表現する遊びを繰り返すことがある）

2　出来事についての反復的で苦痛な夢。
（注：子供の場合は、はっきりとした内容のない恐ろしい夢であることがある）

3　外傷的な出来事が再び起こっているかのように行動したり、感じたりする（その体験を再体験する感覚、錯覚、幻覚、および解離性フラッシュバックのエピソードを含む、また、覚醒時または中毒時に起こるものを含む）。
（注：小さい子供の場合、外傷特異的な再演が行われることがある）

4　外傷的出来事の一つの側面を象徴し、または類似している内的または外的きっかけに暴露された場合に生じる、強い心理的苦痛。

5　外傷的出来事の一つの側面を象徴し、または類似している内的または外的きっかけに暴露された場合の生理学的反応性。

C　**以下の三つ（またはそれ以上）によって示される、（外傷以前には存在していなかった）外傷と関連した刺激の持続的回避と、全般的反応性の麻痺。**

1　外傷と関連した思考、感情、または会話を回避しようとする努力。

2　外傷を想起させる活動、場所または人物を避けようとする努力。

3　外傷の重要な側面の想起不能。

4　重要な活動への関心または参加の著しい減退。

5　他の人から孤立している、または疎遠になっているという感覚。

6　感情の範囲の縮小（例：愛の感情を持つことができない）。

7　未来が短縮した感覚（例：仕事、結婚、子供、または正常な寿命を期待しない）。

D　**（外傷以前には存在していなかった）持続的な覚醒亢進症状で、以下の二つ（またはそれ以上）によって示される。**

1　入眠、または睡眠維持の困難。

2　いらだたしさまたは怒りの爆発。

3　集中困難。

4　過度の警戒心。

5　過剰な驚愕反応。

E　**障害（基準B、C、およびDの症状）の持続期間が1ヶ月以上。**

F　**障害は、臨床的に著しい苦痛、または社会的、職業的、または他の重要な領域における機能の障害を引き起こしている。**

該当すれば特定せよ

急性　症状の持続期間が三ヶ月未満の場合。

慢性　症状の持続期間が三ヶ月以上の場合。

該当すれば特定せよ

発症遅延　症状の発現がストレス因子から少なくとも六ヶ月の場合。

ではなく、子どもの症状や苦痛に真摯に向き合い、専門家と相談しながら対応していくことが望まれます。

❷ PTSDの診断と子どもの特徴

❶恐怖体験

ＰＴＳＤの診断には、死に至る危険があるような強い恐怖の体験をしたということが条件となっています。事故、災害、戦争、犯罪、虐待などの体験が、それにあたるのは当然です。しかし、恐怖体験とは主観的なものです。他者からみればそれほどではないことでも、当人にとっては非常に強い恐怖となることもあります。

とくに子どもの場合は一人で生きていけるわけではなく、依存する存在であり、認知能力も発達途上にあるため、理解できない状況や大人から取り残される状況が非常に強い恐怖体験となることもあります。

たとえば、二〇一一年の東日本大震災でも、津波をみたことより、逃げたあとで親御さんとはぐれたことが大きな外傷体験になっている子どもがいても不思議ではありません。また、テレビで繰り返し流される震災の映像や、大人の話を自分が体験したことのように取り込んでしまうこともあります。

❷再体験・侵入症状

ＰＴＳＤは三つの症状からなります。

第一は「再体験・侵入」と呼ばれるものです。これは日常生活の中で恐怖体験の記憶が侵入してくる体験です。本来、記憶はエピソードとして記憶されたあと、他の記憶と関連づけられた意味のある記憶としてその人の叙述（ストーリー）を形成します。

しかしながら、恐怖体験の記憶は非常に強い情動を伴うため、孤立化されて抑圧されることになります。その結果、叙述に統合されない記憶となり、何かのきっかけで情動を伴ったそのままの形で意識に上ってきてしまいます。とくに、関連する刺激があるとこういった記憶の侵入が著明となります。

たとえば、地震で家が倒れた経験をした幼児期の子どもが、避難した親戚の家で、ダンプカーが家の前を通って少し揺れるたびに柱にしがみつきボーっとしている状況になる、といったことがみられたそうです。おそらくこの場合は、恐怖体験の記憶が侵入していたのだと考えられます。

子どもの再体験・侵入症状は遊びの中に記憶の侵入がみられ、遊びが体験の再現となることが多いのが特徴です。ＰＴＳＤの再体験症状としての遊びは、外傷後遊戯（ポスト・トラウマティック・プレイ）と呼ばれ、その特徴は、一つの光景を想起させる遊びを強迫的に繰り返し、ファンタジーを使うことができない遊びです。たとえば、地震を体験した子どもが、積み木を積み上げて、揺らして壊すことを繰り返し繰り返し行うことがあります。周囲からみていると、一人で怖いほど没頭していたり、奇妙な興奮状態にみえることもあります。

その一方で、子どもたちは遊びの中でトラウマを乗り越えていく力もあります。そのような力になる遊びは、適応的遊戯再演(adaptive play reenactment)と呼ばれ、ファンタジーが使える広がりのある遊びです。先ほどの積み木を崩していた子どもが、一部残った積み木にストーリーを与えたり、壊れない家を建てようとしたりする遊びに移っていったときには、回復に向かう傾向があると考えてよいでしょう。

❸回避・麻痺の症状

第二の症状は、「回避と精神的麻痺」です。これは、無意識のうちに心理的に自分を守るために、外傷体験に関連した物事から逃避したり、精神活動全体を抑えることによって恐怖や不安の感情を抑えようとすることです。怖い体験をしたところに近寄ろうとしなかったり、家から出ること自体を怖がったりすることもあります。また、表情の変化が少なくなったり、今まで楽しんでいた行動をしなく

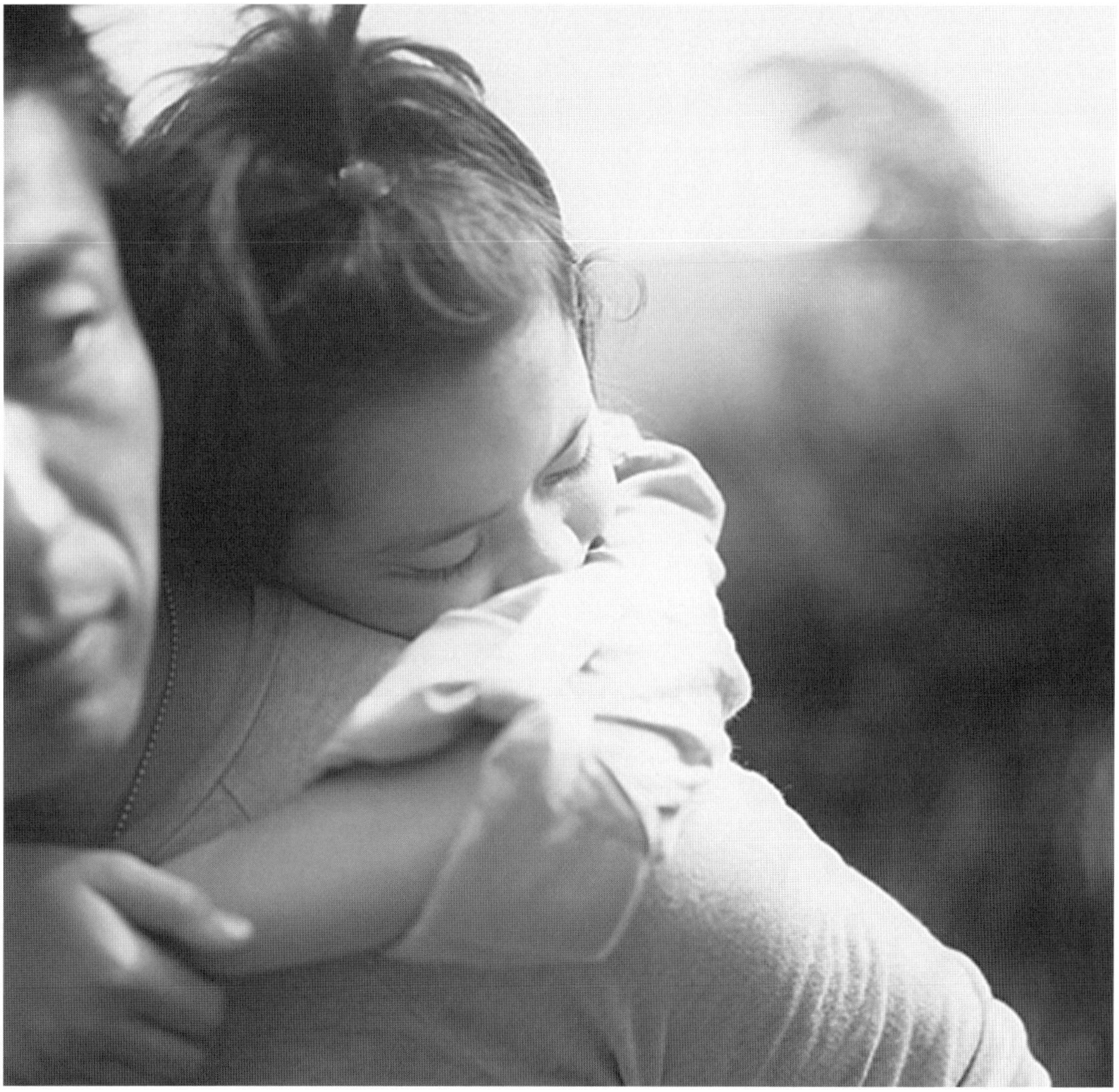

なったり、引きこもってしまうこともあります。

同時に、子どもの場合には、心理的に自分を守るための行動として最も多く出る症状は、親から離れられなくなる「分離不安」と赤ちゃん返りをする「退行」です。子どもは親に守ってもらってはじめて安心して生きることができます。そうでなければ、弱い立場である子どもは心理的外傷を受け続けることになってしまいます。危険を感じたときに、親など守ってくれる人に近づいて守ってもらう行動をとることを「アタッチメント行動」といいます。災害のような強い恐怖体験をしたときには、アタッチメント行動が賦活されるのは当然です。親御さんに守ってもらえた赤ちゃんのころに戻るような行動が出るのも、当然の反応です。

しかし、その反応が強すぎると、親がお手洗いに行くのにもついていくような状況になり、親が何もできなくなってしまうことも珍しくありません。その結果、親が苛立って子どもの甘えを受け入れようとしない状況になると、子どもの不安がさらに強くなるという悪循環からＰＴＳＤの症状全体が遷延化することもあります。

このような分離不安や退行の症状は、診断基準には「回避・麻痺」の症状に含まれるものとして記載されませんが、心理的に自分を守るという意味では同じような症状と考えることもできます。

❹過覚醒症状

第三の症状は、「過覚醒」症状です。これは恐怖の体験によって、それまでの安心感が崩れたため、自己を守る生理的防衛が働くために起きてくるものです。海外ツアーに行って、夜中に一人で団体からはぐれて、怖い人相の人たちが多くいる場所に紛れ込んでしまった状況を想像してみてください。心拍数は上がり、警戒した状態で、周囲をきょろきょろ見渡しながら、少しでも危険だと思ったら逃げるか戦うかを決める状況になるでしょう。もしそんな状況で、そのはぐれた人を知り合いが見つけ、後ろから肩を叩いたらその人はびっくりして飛び上がり、興奮して涙を流すか怒りを爆発させるかもしれません。安心してもよい状況になっても、そのような臨戦態勢がずっと続く状態が過覚醒の症状です。

過覚醒症状には、他にも不眠、興奮、過度の警戒といった症状が含まれます。過覚醒症状は子どもに多く、長期にわたって続きやすい症状でもあります。

❸乳幼児のＰＴＳＤ

ＤＳＭやＩＣＤの診断基準では、自分の精神的な状況を表現できない低年齢の子どもに関しては適切に診断できない可能性があります。

ＤＳＭやＩＣＤのように確立された基準ではありませんが、乳幼児の診断基準の試みとしてＤＣ：０-３があります。その中のＰＴＳＤの診断基準では、先に挙げたような子どもの特徴をもとに診断基準がつくられています。そこでは、再体験症状や過覚醒症状は大人と同じように三項目必要とされていますが、回避・麻痺症状に関しては、大人では三項目以上であるのに対して、精神的な説明が困難な乳幼児では一項目以上となっています。

おわりに

被災して恐怖を体験した子どもにとって、ＰＴＳＤを診断すること以上に、予防すること、およびトラウマの症状を理解することが必要です。単に診断基準を覚えるのではなく、ＰＴＳＤの症状の成り立ちを理解し、子どもの症状に適切に介入するための基盤としてください。

［参考文献］

American Psychiatric Association. *Diagnostic and Statistical Manual of Mental Disorders, 3rd edition, 4th edition (DSM-III´ IV)*. Washington, DC : American Psychiatric Association, 1980, 2004.

Herman JL. *Trauma and Recovery*. New York: Basic Books, 1992.

Terr LC. *Children of Chowchilla: Study of psychic trauma*. Psychoanal Study Child 34: 547-623, 1979.

The DC:0-3R Revision Task Force (Chair Emde RN). *Diagnostic classification of mental health and developmental disorders of infancy and early childhood: Revised edition (DC:0-3)*. Washington DC: ZERO TO THREE Press, 2005.

CASE 10

子どものPTSDの歴史

廣常秀人
［大阪医療センター精神科］

はじめに

ある出来事をきっかけに、何らかの精神的変調を来すという議論は、精神医学や臨床心理学の中でも古くからの大きなテーマの一つです。

一方、外傷後ストレス障害（PTSD）という診断概念の歴史は意外にも新しく、さらに、子どものPTSDが研究の対象となったのはここ二十年余とさらに新しいものです。さまざまなトラウマに対して、「再体験・侵入症状」「回避・麻痺症状」「過覚醒症状」という三つの中核症状が共通して認められることについては合意が得られていますが、何をもって外傷的出来事とするのかについて（基準A問題）は、PTSDという診断基準が定義されたときから常に議論の的となり続けてきました。

子どもの場合、「発達」という問題が加わり、PTSDの概念が一層複雑なものとなります。ここでは、子どものPTSDの歴史と診断概念の変遷を中心に紹介します。

1 子どものPTSD研究の歴史

❶近代科学史前の時代

西欧の歴史上、子どものトラウマ反応について、最初に文字で記されたことが確認できるのはローマ時代のものになります。

ポンペイに住んでいた大プリニウスの甥であり養子でもあった十八歳の小プリニウスが、歴史家のタキトゥスに宛てて書いた手紙が最初であるといわれています。この手紙には、西暦七九年のヴェスヴィオス火山噴火の体験が綴られており、叔父との最後の会話や亡骸との再会、噴火による自身の避難、降り積もる火山灰、逃げまどう民衆の姿のことなどが書き記されています。

子ども時代に受けるトラウマについては、古くから芸術や文学の題材とされてきました。

たとえば、一九五二年にフランスで製作された映画『禁じられた遊び』のテーマは、両親の死に直面した五歳の少女ポレットが「ポスト・トラウマティック・プレイ」として、村の少年ミシェルとともに没頭する〝お墓づくり〟でした。

このように文芸においてたびたびとりあげられていたテーマであるにもかかわらず、子ども時代に受けたトラウマが成人と同様、もしくは、より重大な影響を及ぼすことが真剣に語られはじめたのは、この二十年あまりのことであり、それまで子どものストレス反応は期間も短く、適応的なものであると考えら

表1　子どもへの過剰な期待

子どもには、周囲で何が起こっているか理解できないし、影響は受けない。

小さな子どもは出来事を覚えていない。

子どもは自然な回復力と、若さゆえの柔軟性を有し、衝撃を吸収し適応し、悪い結果を残さない。

もし影響があったとしたならば、それはその子のもともとの素因によるものである。

もしも短期に観察可能な反応がみられなければ、災害がストレスや不適応的な要因を
有していなかったのであり、災害は長期にわたって問題となるような痕跡を子どもに与えない。

子どもは災害の現場にさえいなければ、影響を受けない。

れることがほとんどでした。その背景には、**表1**のような「子どもは可塑的で強い存在であってほしい」という大人の過剰な期待がこめられた「神話」が長年にわたってあったからだといわれています。

表1にあるように、実際にトラウマを受けた子どものトラウマ症状に対して、親や教師の評価は子ども自身の評価よりも低く見積もられていたのです。

❷精神分析的研究の時代

オーストリアの精神分析学者であるジークムント・フロイト（以下、S・フロイト）が十九世紀末に、幼少期の記憶にある性的外傷体験は願望充足のための幻想であることを唱えたのは、あまりに有名な話ですが、彼の最晩年の著書である『モーセと一神教』の中でも、心的外傷が神経症発症に及ぼす影響について再度言及しています。

乳幼児の分離や愛情剥奪に関する研究は、イギリスのJ・ボウルビィやアメリカのR・A・スピッツたちによってなされ、一九四〇年代に入って二つの研究の流れができました。

この流れの一つ目は、小児期の外科手術に対する反応が、第二次世界大戦に従軍した兵士の反応に類似しているという研究でした。これは後の小児病棟での人道的ケアに影響を与えましたが、児童期トラウマの精神医学的研究を展開させるものにはなりませんでした。

二つ目は、早期の外傷性記憶の回復は患者の回復をサポートするというケース研究ですが、トラウマを受けた児童の精神分析的な直接観察研究には結びつきませんでした。

他には、S・フロイトの娘のアンナ・フロイトによる、ハムステッドにおけるロンドン大火からの疎開児童とドイツ収容所の子どもの研究が挙げられますが、そこで注目されたのは子どものトラウマそのものよりも、親子の関係性や親の喪失についてでした。

一九四〇年代後半に至ると、「ナーバスな母親がナーバスな子どもを創りだし、穏やかな親は穏やかな子どもを創る」という研究がアメリカで行われましたが、ここでは病因や回復要因を親に求める報告が主流であり、この報告は「養育者が脅威的環境の中でも落ち着いていれば子どもは傷つかない」と信じられる根拠となりました。

❸一九五〇～一九六〇年代の研究

一九五三年に起きたミシシッピの竜巻の被災就学児童に関する研究も、研究デザインそのものが「不安の強い親が不安の強い子を生み出す」というもので、面接も被災児の親に対してのみでした。しかしながら、大きな児

童集団の単回性トラウマについての研究の緒となった点で重要な研究とされています。この研究では、竜巻災害から二週間後に、児童精神科医二名が現地に入り、質問用紙を用いて調査を行いました。報告書には、〝竜巻ごっこ〟をする子どもの観察の記述もみられます。

一九六〇年代には、ストレス研究者やコーピング研究者による児童研究が行われました。この研究では、子どもの心的防御機能について注目したのはよかったものの、外傷性ストレスについて扱われることはありませんでした。

❹一九七〇年代以降の実証的研究

一九七〇年代に入り、炭鉱災害で破壊された学校の就学児童の追跡研究が行われ、災害の五年後に診察に訪れた五十六名の児童について詳細な症状記述がなされました。

一九七二年にアメリカで起こったバッファロークリーク災害は、災害精神医学の先駆になるといえる重要な災害でした。この災害では、鉱滓ダム決壊によって被害を受けた住民が、精神的被害をも含めた訴訟を起こしたのですが、この原告団の中には二百二十六名の子どもが含まれていました。また、バッファロークリークの十二歳以下の十一名の子どもの災害後早期についての観察研究も報告されました。

この論文には、災害の影響を受けた子どもの描画も何枚か記載されています。原告となった子どもたちを十七年間追跡調査した研究もあり、災害直後に後方視的にみて三二％の割合でみられたＰＴＳＤが、十七年後には七％（すべて女性）にみられました。

現在の子どものトラウマ研究に大きな影響を与えたのは、アメリカのＬ・Ｃ・テアによる、カリフォルニア州チャウチラでの、三人の誘拐犯からなるスクールバス誘拐事件の被害に遭った二十六名の子どもについての研究です。子どもたちは誘拐犯によって十一時間ものあいだバンに詰めこまれたまま運ばれ、後にトレーラーに乗せ換えられ、トレーラーごと地中に埋められ監禁されましたが、約十六時間後に自力で脱出しました。

研究では、この二十六名の子ども全員に強い心的外傷を認め、四年という時間が経過した後にも、強い影響を及ぼし続けることを二十五名の対照群を設け示しました。この発表を受けた多くの研究者は、子どもへのトラウマの影響があまりに多大であることに困惑し、衝撃をおぼえました。

その後、外傷的出来事を受けた子どもを対象にした研究は広がり、一九八三年からアメリカへと逃れてきたカンボジア難民の子どもを十二年間にわたって調査を行った研究、一名の児童と一名の職員が殺され、十三名の児童が負傷した小学校校庭での乱射事件（一九八四年・ロサンジェルス）の発生から十四ヶ月後までの調査を行った研究、小児癌を中心とした、大人からみれば善意の行為であっても子どもには脅威となり得る小児医療に関するＰＴＳＤの研究などが行われました。

❺神経生物学的研究

二〇〇〇年以降の十年ほどのあいだに、子どものＰＴＳＤに関する研究においても、生物学的研究が急速に進展しました。幼少期のトラウマは、神経内分泌、免疫学的制御、脳神経解剖に影響を及ぼすことがわかってきています。

モデルとなる理論は、おもにストレス反応を調節する神経生理学的および神経解剖学的システムの調節不全に拠るものですが、成人を対象にした研究にくらべると、まだまだ遅れがあるのは否めません。研究の多くは、血中もしくは唾液のコルチゾールを測定したものや、海馬や扁桃体を中心とする画像研究です。

❻ＤＳＭと子どものＰＴＳＤ

ＰＴＳＤの診断名がはじめて記載されたのは、一九八〇年にアメリカ精神医学会によって発表された「精神障害の診断と統計の手引き（DSM-Ⅲ）」においてでした。

しかし、この報告書では、ベトナム帰還兵とレイプ・シンドロームに基づいた症状が定義されたため、子どもに対する基準は設けられませんでした。これは、子どもにおけるこの種のストレス障害は、外傷的体験によって生じたものではなく、他の情緒障害と本質的な差異はないという意見もあったためでした。

しかし、このことは子どものトラウマ反応がようやく認知されつつあった当時にあって、多くの子どものトラウマ専門家に大きな戸惑いをもたらしました。

そして一九八四年、アメリカ精神医学会で子どものPTSDに関するシンポジウムが開かれた翌年、それをまとめた出版物が子どものPTSD初の専門書となりました。

この流れを受けて、一九八七年に発表された「精神障害の診断と統計の手引き（DSM-Ⅲ-R）」において、PTSDの診断基準に、子どもにみられる症状がはじめて併記されました。このように、子どものPTSDの診断基準が記載されたことによって、子どものPTSDの評価を行うための妥当性と信頼性が備わった尺度（構造化面接法や自記式質問紙）の開発がますます求められるようになりました。

さらに、診断・評価尺度の標準化とともに、PTSDの範囲を超えるトラウマ反応に関するさまざまな研究――併存症（comorbidity）、人格形成や道徳性などを含めた長期的発達へ及ぼす影響、虐待などの反復的・連続的なトラウマの与える影響、複数のトラウマ体験間の相互作用、トラウマと悲嘆の関連性などの研究――へと領域が拡大していきました。

2 子どものPTSDの診断概念

❶DSM-Ⅳ（-TR）

そして、一九九七年の「精神障害の診断と統計の手引き（DSM-Ⅳ）」、二〇〇〇年の「精神障害の診断と統計の手引き（DSM-Ⅳ-TR）」のPTSD診断基準改訂においても、子どもに関する記載がなされました。

ここで、一九八七年のDSM-Ⅲ-Rと大きく変わったのは、外傷性ストレッサーの定義（基準A）です。外傷的出来事が非日常的で特別なものばかりではなく、日常に蔓延し得るものと認めたのです。

しかし、子どもについての記載がなされているとはいえ、外傷的出来事を規定する診断基準Aと、再体験・侵入症状の基準Bについて記載されているだけで、残りの基準C（回避・麻痺症状）、基準D（過覚醒症状）については、具体的な症状は述べられておらず、子どもに関して十分に記述された診断基準とはまだいえません。

❷子どもにおける基準A問題

基準Aに関して述べると、生命の脅威となるような出来事の犠牲となるか、もしくは目撃するという単回性の出来事については具体例が明示しやすいのですが、子どもにとっての慢性的、持続的なものを明示するのは難しいものがあります。

たとえば、慢性的な、身体的もしくは性的虐待は、外傷性ストレッサーになる可能性はありますが、その発症様式が必ずしも典型的なPTSDの病像を呈するとは限りません。

都市部の貧困層でみられる暴力的環境、テロの頻発する国家、内紛の絶えない国家、難民キャンプといった環境は、一般に「外傷的」といえるでしょうが、「予測不能で突然性が高く単回性」のトラウマに対して重心が置かれている現PTSDの診断基準Aに該当する状況ではありません。

さらに、DSM-Ⅳ（一九九七年）で加わった主観的恐怖、戦慄に関する定義については、子どもの場合、発達の問題が加わり、より一層複雑なものとなります。

子どものPTSDは、親のトラウマに対す

表2　乳幼児（0～3歳）のPTSD診断基準〔DSM-Ⅲ-R〕

- ある一つの出来事、あるいは関連しあった一連の外傷的出来事、または慢性永続性のストレスを経験してきた子どもにみられる症状の連続体。
- 実際の死や死の脅威、自分や他人への重篤な傷害、あるいは自分や他人の心理的身体的健全さへの脅威を、子どもが直接経験したり、目撃したり、直面していること。
- 外傷的な出来事としては、突然で予期せぬ出来事（地震、テロによる攻撃、動物に襲われる）、一連の関連した出来事（繰り返される空襲）、あるいは慢性的永続的な状況（慢性的な身体的虐待、性的虐待）などがある。
- 症状の本質は、トラウマ、子どもの人格特性、その経験を徹底操作すること、保護されており安全だという感覚に子どもがうまく対処できるような援助する養育者の能力という文脈で理解されないといけない。

1　以下の少なくとも一つによって証明される外傷的な出来事の「再体験」

a　ポスト・トラウマティック・プレイ、すなわち外傷のある側面の再演を表わしている遊戯は強迫的に駆り立てられ、不安の解消に失敗しており、融通が効かず、通常の遊戯より飾り気や想像力に乏しい。適応的な遊戯の再演の代わりにみられる。

b　遊戯外での外傷的な出来事の反復的想起。つまり、外傷的な出来事に関する言葉や質問を繰り返し、そのことによって、その出来事にとりつかれていたり、その出来事のある側面にとらわれていることが推測される。

c　反復される悪夢。とくに内容がトラウマとつきとめられ、トラウマと明確な関連がある場合。

d　外傷を想起させるものに対する苦痛。

e　フラッシュバックあるいは解離の客観的な特徴をもったエピソード――再演のアイディアの出所について何の自覚もない状態での出来事の再演――つまり行動が子どもの意図や目的の感覚から解離している。

2　外傷的な出来事のあとに現われ、以下のうち少なくとも一つによって明らかにされる反応性の「麻痺」あるいは「発達力の妨害」

a　社会からの引きこもりの増大。

b　感情の広がりの制限。

c　すでに獲得した発達的スキルの一時的な喪失。

d　外傷的な出来事の前の子どものプレイのパターンと比較した際のプレイの減少および制限。

3　外傷的な出来事のあとに出現する「覚醒亢進の症状」で、以下の少なくとも一つによって明らかにされるもの

a　夜驚――これは覚醒障害の症状で、子どもは睡眠中にパニックに陥ったような叫び声を上げ、興奮した動きをし、反応はなく、鎮められない。また、急速な呼吸、脈拍の上昇、発汗などの自律神経系の亢進のサインを示す。こういったエピソードは夜間の前半1/3の時間に起こり、1～5分持続する傾向がある。そのときや翌日に、内容を突き止めることはできない。

b　寝る時間に強く抗議したり、寝つくのに問題があることで証明される入眠困難。

c　悪夢や夜驚とは、無関係に反復される夜間覚醒。

d　著しい注意集中困難と集中力の減少。

e　過度の警戒心。

f　過剰な驚愕反応。

4　外傷的な「出来事以前は存在していなかった症状」（特に恐怖や攻撃性）で、少なくとも以下の一つを含む

a　仲間、大人あるいは動物に対する新たな攻撃性。

b　新たな分離不安。

c　一人でトイレに行くことの恐怖。

d　暗闇への恐怖。

e　その他の新たな恐怖。

f　悲観あるいは自滅的行動、操作主義（コントロールを獲得することをもくろんで）、マゾヒスティックな挑発性（虐待を引き起こすような行動）。

g　子どもの年齢にふさわしくない性的で攻撃的な行動。

h　身体症状、運動性の再演、皮膚の小班、痛みあるいは特有の姿勢などを含む、心的外傷時に経験されたその他の非言語的な反応。

i　その他の新たな症状。

る反応が大きく影響するといわれますが、それは、子どもは幼ければ幼いほど、外傷的出来事の危険性や意味について理解できないことがあり得るからです。子どもが成長し、特有の対人観、世界観、意味体系をつくり上げていくどの過程で、意味づけられる出来事をどのように体験し、子どもが取り入れていく源となる周囲の大人からどのような意味づけが与えられるかによって、トラウマとなるか否かが問われるところとなるでしょう。

近年の発達神経学の発展に伴い、子どもにおけるトラウマが、今後より一層緻密に定義されることが期待されます。

❸乳幼児期のPTSD

乳幼児期（四歳未満）については、DSM-Ⅳ（一九九七年）に拠りつつ、発達的観点を視野に入れた診断基準が提案されています。

基準Aは、子どもが外傷的出来事を体験したことのみを求めており、DSM-Ⅳにある外傷的出来事の際の強い恐怖は求められていません。

DSM-Ⅳが求める症状の十八項目中八項目が、自身の体験や内的状態を表現するために言語的叙述が必要であり、乳幼児の認知力や表出性言語能力では、その思考や感情を推測することは困難であることが指摘されています。

前頁の**表2**は上記を参考につくられたゼロ～三歳児のPTSD診断基準です。DSM-Ⅳの基準B、C、Dに相応する症状に加えて、とくに恐怖や攻撃性を中心とした、外傷的出来事以前にはみられなかった症状が加わっています。

「すでに獲得された発達的スキルの一時的喪失（退行）」が加えられている（この症状は現時点で回避症状の項目に含まれます）こととともに、子どもに特徴的な発達課題を考慮した点が特徴です。これらの症状が一ヶ月以上続くことを求めるのはDSM-Ⅳと同じで、何らかの機能的障害をとくに求めていないのはDSM-Ⅳの基準Fと異なるところです。

近年、アメリカの研究者シーリンガらは、さらに研究を進め、DSM-Ⅳに沿った就学前の子ども用のPTSD診断基準を提案しています（**表3**）。

3 疫学と経過・予後

❶子どものPTSDと疫学

子どものPTSDは、その診断基準が十分確立されたとはいい難いこともあり、大規模調査による疫学的知見は十分には得られていません。

何らかの外傷的出来事を体験した子どもを対象とした研究は多いのですが、PTSD罹患率が〇～一〇〇％と非常に幅があるのは、診断基準も評価尺度も一定したものでなく、外傷的出来事の種類、研究対象の年齢層や対象数、外傷的出来事からの測定期間も数週間後から十年以上あとまでと、違いがありすぎることが理由として考えられます。

犯罪被害の犠牲者もしくは目撃者になったり、ドメスティック・バイオレンスの被害や地域内での暴力被害にあったりした子どもは、PTSDを含めた精神疾患罹患率の高いことが知られています。また、大人のPTSDと同様、外傷的出来事の曝露度と、PTSD症状の重症度は、おおむね相関するとされています。

ある地域の十代を対象とした研究は、欧米で二、三ありますが、それらをまとめると、一つ以上の外傷的出来事を体験した子どもの割合は二二～二三％、生涯診断有病率は一～九％程度で、前記のような大きな食い違いはありません。

女性においては、強姦や幼児の性的虐待の体験、事故や救急現場の目撃等の要因がPTSDのリスクを高めるといわれ、外傷的出来事に曝露した際のPTSD発症は女児の方が重度で発症期間が長いが、男児の方が外傷的出来事に曝露しやすいといわれています。

表3　就学前児童用 PTSD 診断基準案（太字下線部分は DSM-Ⅳ-TR からの変更箇所）

A　その人（子）は、以下の二つがともに認められる外傷的な出来事に暴露されたことがある

1　実際にまたは危うく死ぬまたは重傷を負うような出来事を、一度または数度、あるいは自分または他人の身体の保全に迫る危険を、その人が体験し、目撃し、または直面した。

＊　**(A-2 は，求められない。なぜならば，前言語期の子どもが外傷的出来事を体験したときの反応を語れないし，大人が子どもの反応を観察できないかもしれないからである)**

B　外傷的な出来事が、以下の一つ（またはそれ以上）の形で再体験され続けている

1　出来事の反復的、侵入的想起 **(必ずしも苦痛を伴わない)** で、それは心象、思考、または知覚を含む。
（注：乳幼児の場合、外傷の主題または側面を表現する遊びを繰り返すことがある）

2　出来事についての反復的で苦痛な夢。
（注：乳幼児の場合は、はっきりとした内容のない恐ろしい夢であることがある）

3　他覚的で行動に表出されるフラッシュバックが観察されるが、その人（子）はその体験の内容を言語化できない。

4　外傷的出来事の一つの側面を象徴し、または類似している内的または外的きっかけに暴露された場合に生じる、強い心理的苦痛。

C　以下の**一つ**(またはそれ以上)によって示される、(外傷以前には存在していなかった)外傷と関連した刺激の持続的回避と、全般的反応性の麻痺

1　外傷を想起させる活動、場所または人物を避けようとする努力。

2　重要な活動への関心または参加の著しい減退。
(注：乳幼児の場合、これはおもに遊びの幅の狭まりとして観察される)

3　他の人から孤立している、あるいは疎遠になっているという感覚。
(注：乳幼児の場合、これはおもに社会的ひきこもりとして観察される)

4　感情の範囲の縮小。
（例：愛の感情を持つことができない）

D　（外傷前には存在していなかった）持続的な覚醒亢進症状で、以下の一つ（またはそれ以上）によって示される。

1　入眠、または睡眠維持の困難。

2　いらだたしさまたは怒りの爆発、**または激しい癇癪とむずかり。**

3　集中困難。

4　過度の警戒心。

5　過剰な驚愕反応。

new　**新しいクラスター。以下の少なくとも一つ（またはそれ以上）によって示される。**

1　新たな分離不安。

2　新たな攻撃性の兆候。

3　外傷とは明らかな関連のない新たな恐怖感
(例：一人での入浴を怖がったり、暗闇を怖がる)

〔Sheeringa M, Zeanah CH, Myers L: New Findings on Alternative Criteria for PTSD in Preschool Children. *Journal of the American Academy of Child & Adolescent Psychiatry* 42: 561-570, 2003. から転載〕

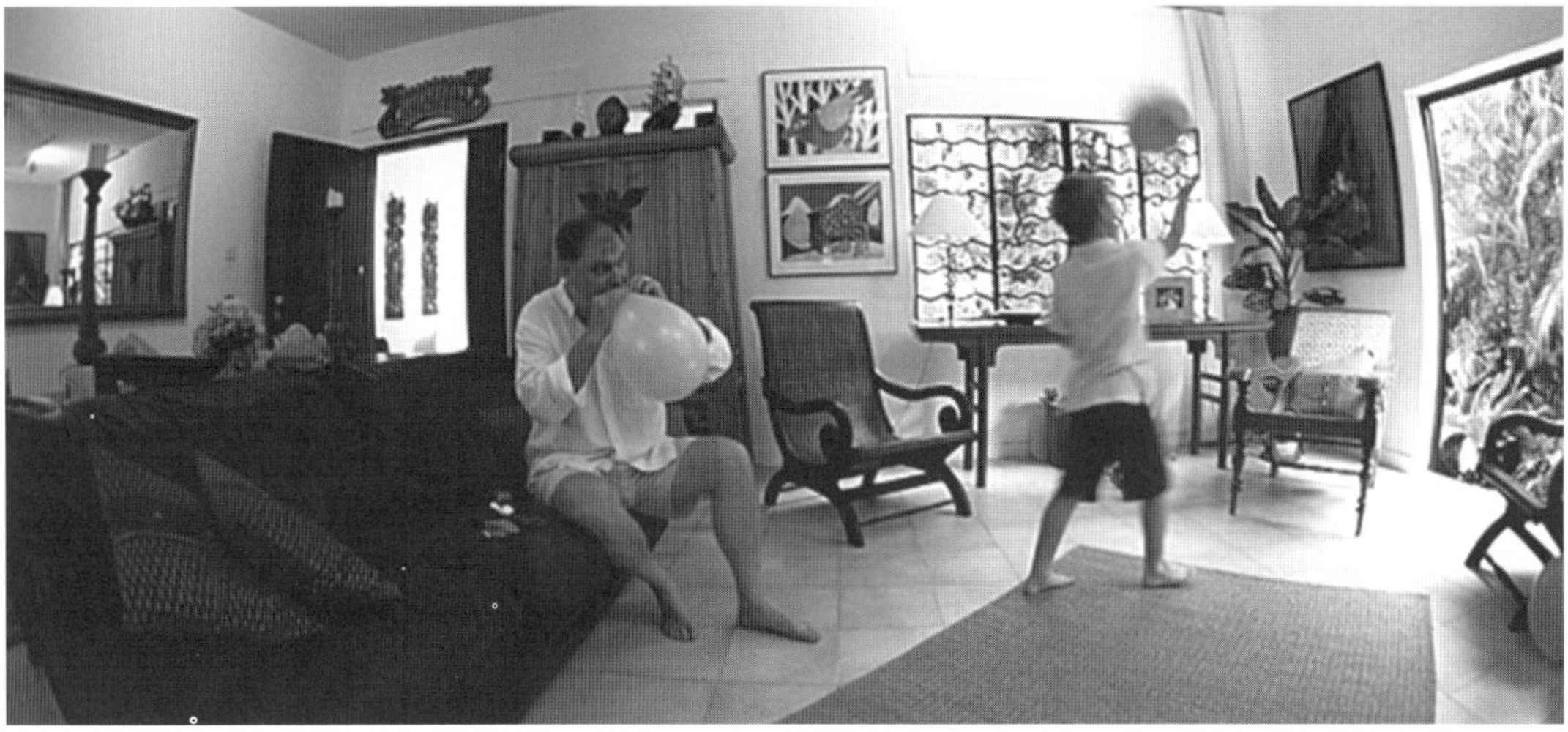

有病率の性差については、女児が高い報告が多いものの、一致はしていません。同程度のトラウマの曝露であれば、成人にくらべて子どもの方が影響を受けやすく、ＰＴＳＤに発展しやすいとされています。

❷経過・予後

子どものＰＴＳＤの自然経過に関する知見を得るためには、対象となる子どもの年齢、外傷的出来事前の子どもや養育環境に関連する諸因子、外傷的出来事後の治療の影響、その後の二次的なストレッサーとなり得るさまざまな出来事の影響などを統制した比較研究が求められ、非常に難しいものがあります。調査期間には幅がありますが（短いもので数ヶ月毎、長いもので十七年間）、縦断的研究は数多くみられ、多くの場合、ＰＴＳＤもしくはＰＴＳＤ症状は軽減しています。

数回にわたって縦断的に調査した研究では、年毎に漸減していますが、外傷的出来事を体験した子どものうち、数年後に一〇％前後のＰＴＳＤを認める研究が多いようです。

したがって、ＰＴＳＤ、もしくはＰＴＳＤ症状は、時間の経過とともに自然寛解するものもあるが、一部には長年にわたって慢性化するものもあるということでしょう。

子どものＰＴＳＤに対する予測因子や危険因子、慢性化因子について詳細に確立されたものはまだありませんが、ストレッサーがより強いこと（強度、持続期間、突然性・予測不可性）、トラウマ前から存在していた精神疾患、もともとの愛着形式、コーピング（問題への対処）や回復力の強さ、貧困や家族サポートなどのような外的な環境因子などが関与するといわれています。

最近、成人ですでに報告されていたトラウマ受傷直後の心拍数と六ヶ月後のＰＴＳＤ（症状）が、子どもでも同じように相関することが報告されています。

また、臨床的経験から、トラウマを受けた子どもは時間経過とともに外傷体験を語りたがらなくなり、回避的となり、治療を受けたがらなくなることが、指摘されています。

このことは、何らかの早期介入と長期的ケアが必要とされる根拠にもなっています。

［著者注］
本ケースは日本トラウマティック・ストレス学会誌第三巻第二号（二〇〇五年）に掲載された廣常秀人、補永栄子、斉藤陽子らによる「子どもの外傷後ストレス障害（ＰＴＳＤ）――その歴史と概念の変遷」に加筆修正したものです。

CASE 11

子どもの認知行動療法

山田幸恵
【岩手県立大学社会福祉学部】

はじめに

認知行動療法では、さまざまな心理的問題を考えるとき、「認知（何を考えるか）」「感情（どう感じるか）」「行動（何をするか）」の三つの関係に焦点をあて、そのうちの「認知」と「行動」に介入することによって、思考や感情、行動に変化をもたらすことができると考えます。子どもの場合には、自分自身の感情や思考に気づき、理解することが必要になりますが、おおむね七歳以上を対象とすることができます。

なお、子どもの気づきや理解を促進するためには、イラストや人形を使うと効果的です。

❶「考え」「気持ち」「行動」に気づく

「考え（思考）」と「気持ち（感情）」と「行動」がどのような関係になっているのかを、具体的な例を通して探ってみましょう。個別で面接をする場合は、その子どもの問題を取り上げ、学級単位で行う場合は、子どもたちが共通して抱えている問題を例としてください。

この例（**図1**）のように、お友達に話しかけずにだまっていたら、やっぱり私は人と話すのが苦手なんだ、ということになってしまいます。このようなことが重なってくると、お友達と上手に付き合うことができなくなってしまうこともあります。

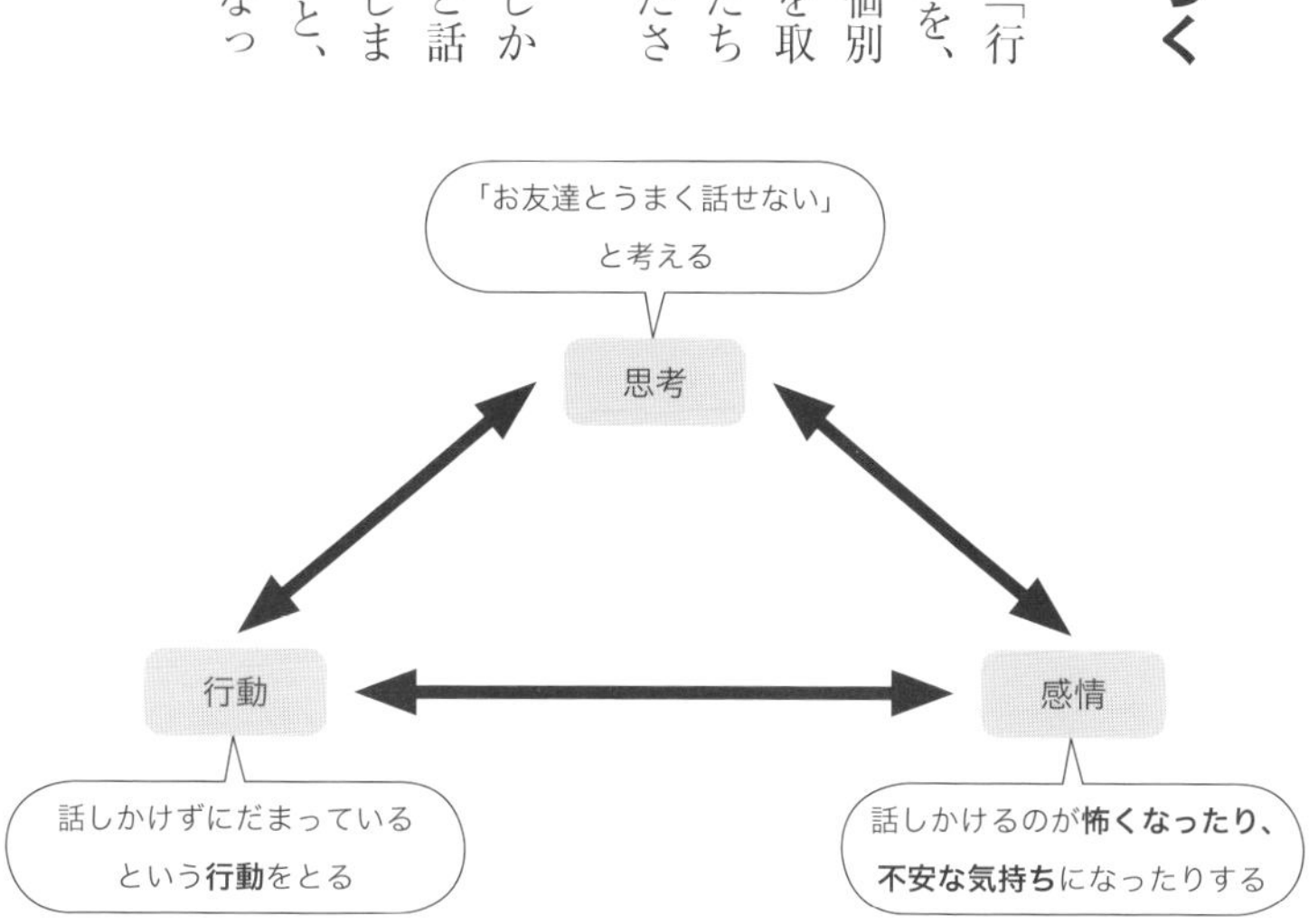
「お友達とうまく話せない」
と考える
思考
行動
感情
話しかけずにだまっている
という**行動**をとる
話しかけるのが**怖くなったり、**
不安な気持ちになったりする

図1　例：「お友達と話をする場面で……」

❷自動思考をみつける

自動思考とは、何かがあったときにパッと頭に浮かんでくる考えのことです。「❶『考え』『気持ち』『行動』に気づく」の例では「お友達とうまく話せない」と考えていますが、これが自動思考です。このように否定的な考え方をすると、誰でも不安になりますし、話しかけるのが怖くなってしまうでしょう。そして、行動する意欲がなくなり、だまってしまいます。そうすると、「自分はダメなんだ」という否定的な自動思考を確信するようになり、悪循環に陥ってしまいます。

自動思考には、肯定的な面と否定的な面の両面があり、それぞれの考え方を検討することによって、私たちはバランスをとっています。しかし、実際には物事を何でも否定的にとらえてしまう人もいますし、問題のある状況では否定的になりがちです。そのため、物事を客観的にみることができず、正しい判断ができなくなってしまいます。

❸考え方の誤り

「自分はダメなんだ」という自動思考が出てくると、つぎつぎと悪循環を起こして、ますます自信を失ってしまいます。このようなことが起こる原因は「考え方の誤り」にあるのです。典型的な六つの考え方の誤りを紹介しましょう。

❶否定的なところばかりみてしまう考え方

否定的なところしかみえず、肯定的なことを無視してしまいます。

❷否定的なところを強調する考え方

ゼロか一かで物事を理解して、完璧でないと意味がないと考えてしまったり、悪いことが一つ起こったらそれ以外のすべてのことがダメだと考えてしまいます。

❸否定的な予測ばかりする考え方

「あの人は私が嫌いなんだ」というように、人の気持ちがわかっているかのような考え方や、「悪いことが起こる」と確信を持って予測してしまう考え方です。

❹なにもかもダメという考え方

人や自分に「ダメだ」というラベルを貼ってしまう考え方です。

❺「○○しなければならない」という考え方

高すぎる目標を設定したり、自分にだけ人と異なる厳しい評価基準を持ったりします。このような考え方は、自分のダメなところばかりを意識させることになってしまうのです。

❻自分自身を責めてしまう考え方

たとえ自分ではどうすることもできなかった場合であったとしても、出来事の結果を自分のせいだと考えてしまいます。

❹他の考え方を探す

「❸考え方の誤り」でみつけた考え方の誤りを見直し、他の考え方はないか探してみましょう。他の考え方を探すコツは自分に質問をしてみることです。**表1**に、自分への質問をまとめてみました。

「他の考え方」は自動思考と正反対のものではありません。自分で気づかずに見逃していることを探り、新しい見方や考え方を取り入れる態度を持つことです。バランスのよい考え方ができるようになるには、練習が必要です。

表1　他の考え方を探すコツ

1	自動思考が正しいとすれば、その証拠はなんだろう？
2	自動思考が誤っているとすれば、その理由はなんだろう？
3	友達や先生、親が自分の考えを知ったら、なんていうかな？
4	友達が自分のように考えていたとしたら、自分はその友達になんていうだろう？
5	考え方の誤りはないかな？　バランスの悪い考え方はしていないかな？

❺新しい考え方

「❹他の考え方を探す」で探した「他の考え方」は、今までしたことのない「新しい考え方」です。くせになっているいつもの自動思考と置き換えて、新しい考え方をしてみましょう。

自動思考の悪循環がはじまると、なかなか新しい考え方を使えないかもしれません。そんなときには、自分の考えから一度注意をそらすことも有効です。

たとえば、九九を逆からいったり、お気に入りのアニメキャラクターの名前を一つずついってみるのもいいでしょう。気持ちを切りかえて音楽を聞いてみるのもいい方法です。

また、私たちは自分自身ががんばったことは無視して、できない自分を責めてしまいがちです。だからこそ、がんばった自分に注目して、自分をほめてください。

❻いつもと違う行動をしてみる

否定的な自動思考の悪循環を繰り返していると、物事が悪い方向に行くだろうと予測して苦手な状況を避けたり、安心できる場所に引きこもったりしてしまうようになります。

図1の例の場合も「友達に話しかける」という行動を避けてしまっています。このようにすると、嫌な気持ちから一時的に逃れることができるかもしれません。でも、時間がたてば嫌な気持ちが戻ってきます。逃げたりしないで、行動してみましょう。どんなことでもよいので活動してみると、さまざまなことに気づくことができます。

まずは、いつもの自分の行動を知ることが大切です。一週間の行動を記録して、自分の気持ちと行動のパターンをみつけ出しましょう。問題になっている行動パターンを知ることで、それをやめていつもと違う新しい行動にチャレンジすることができます。何回も試して、上手にできたときには自分にごほうびをあげましょう。

［参考文献］
P・スタラード著、下山晴彦監訳『子どもと若者のための認知行動療法ワークブック――上手に考え、気分はスッキリ』金剛出版、二〇〇六年
鈴木伸一／神村栄一『実践家のための認知行動療法テクニックガイド』北大路書房、二〇〇五年

CASE 12

子どものPTSDと薬物療法

亀岡智美【大阪府こころの健康総合センター】

はじめに

子どもの外傷後ストレス障害（ＰＴＳＤ）に対しては、症状の重篤度や日常生活上の問題などを考慮し、さまざまな治療法を組み合わせた包括的な支援がなされる必要があります。

薬物療法は、その中の一つとして位置づけられています。子どものＰＴＳＤへの薬物療法について、信頼度の高い実証研究は、国内外を通してほとんどないのが現状です。

にもかかわらず、最近ではＰＴＳＤの子どもへの薬物療法は、標準的治療になりつつあります。国際トラウマティック・ストレス学会や米国児童青年精神医学会のガイドラインにおいても、子どもが認知行動療法などの心理療法を受けることが困難な場合には、薬物療法が第一選択になり得るとしています。

❶ 薬物療法の適応

他の疾患への薬物療法と同様に、ＰＴＳＤにおいても、まず適切な診断がなされることが必要不可欠です。一方、臨床場面では、完璧にＰＴＳＤの診断基準を満たしているかということよりも、どのような症状が認められ、子どもと家族がどの程度困っているかという視点から、薬物療法への適応を検討することが現実的です。

また、子どものＰＴＳＤには、多くの合併症が認められることが知られていますが、これらの症状が重篤で、子どもの生活機能や健康な発達を阻害している場合にも、薬物療法の適応になります（**表１**）。

❷ 薬物療法前になされるべきこと

薬物療法開始前に、現在認められている症状が心的外傷を体験したことによる当然の反応であり、服薬は症状を自分でコントロールできるようになるための一つの手段であることなどを十分説明する必要があります。

症状が長引くと、「自分（わが子）がおかしくなった」とか「自分（わが子）が弱いからだ」「自分（わが子）だけ他の人と違う」などと考えてしまう子どもや保護者は案外多いものです。このような場合に、不用意に服薬を勧めると、「やはり自分（わが子）は病気だったんだ」と、子ども本人や保護者の罪悪感を強めてしまう恐れがあります。

一方、「圧倒的な出来事に負けたくない」と考え、服薬に抵抗感を持つ場合も少なくあ

表1　薬物療法への導入が望ましい場合

不眠や悪夢がひどい場合、または長引く場合
フラッシュバック・恐怖・不安などの症状がひどい場合、または長引く場合
やる気が起こらない・集中できないなどの抑うつ症状がひどい場合、または長引く場合
イライラ・怒りっぽいなどの症状がひどい場合、または長引く場合
多動・興奮・攻撃的行動などがひどい場合
自傷行為が認められる場合
その他著しく情緒が不安定な場合

りません。「服薬することは負けることではない」ということを丁寧に伝えることが必要です。

大きな災害などの心的外傷を体験した子どもや家族が医療機関を受診するとき、通常の「医師－患者」という関係以上に、力の格差を感じていることがあります。同意を得るためにできる限りの説明をし、子どもと保護者が納得できるための十分な時間を保証することは、子どもと家族の安心と安全を守ることにつながります。

なお、一般精神科臨床と同様に、子どもの状態が著しく重篤で自傷他害の恐れがある場合は、この限りでないことはいうまでもありません。

3 PTSD症状に処方される薬剤

ここでは、国際トラウマティック・ストレス学会のガイドラインで推奨されている薬剤をご紹介します（**表2**）。

ＳＳＲＩ（選択的セロトニン再取り込み阻害薬：Selective Serotonin Reuptake Inhibitors）は、不安症状・抑うつ症状・再体験症状など、広範囲の症状に有効であるとされ、ＰＴＳＤ関連症状への第一選択薬として推奨されています。

表2　PTSD関連症状に処方される薬剤

SSRI	再体験症状・不安・抑うつ症状・強迫症状・衝動的な怒りなどに効果があるとの報告あり。
アドレナリン系薬剤	α２アゴニスト（クロニジン）、βアンタゴニスト（プロプラノロール）は、過覚醒・衝動性・過活動・睡眠障害・悪夢を軽減するとの報告あり。
ドーパミン系薬剤（非定型抗精神病薬）	難治性のPTSD・妄想性の行動・幻覚様の現象・強いフラッシュバック・自己破壊的行動・爆発的怒り・精神病的症状などがある際に処方。
三環系抗うつ剤	副作用の面から子どもの精神医学においてもほとんど使用されていないが、低用量（1 mg/kg）のイミプラミンが睡眠時のフラッシュバックや不眠に効果があったという報告あり。
感情調整薬	カルバマゼピンがPTSD症状の軽減に有効だったとの報告あり。

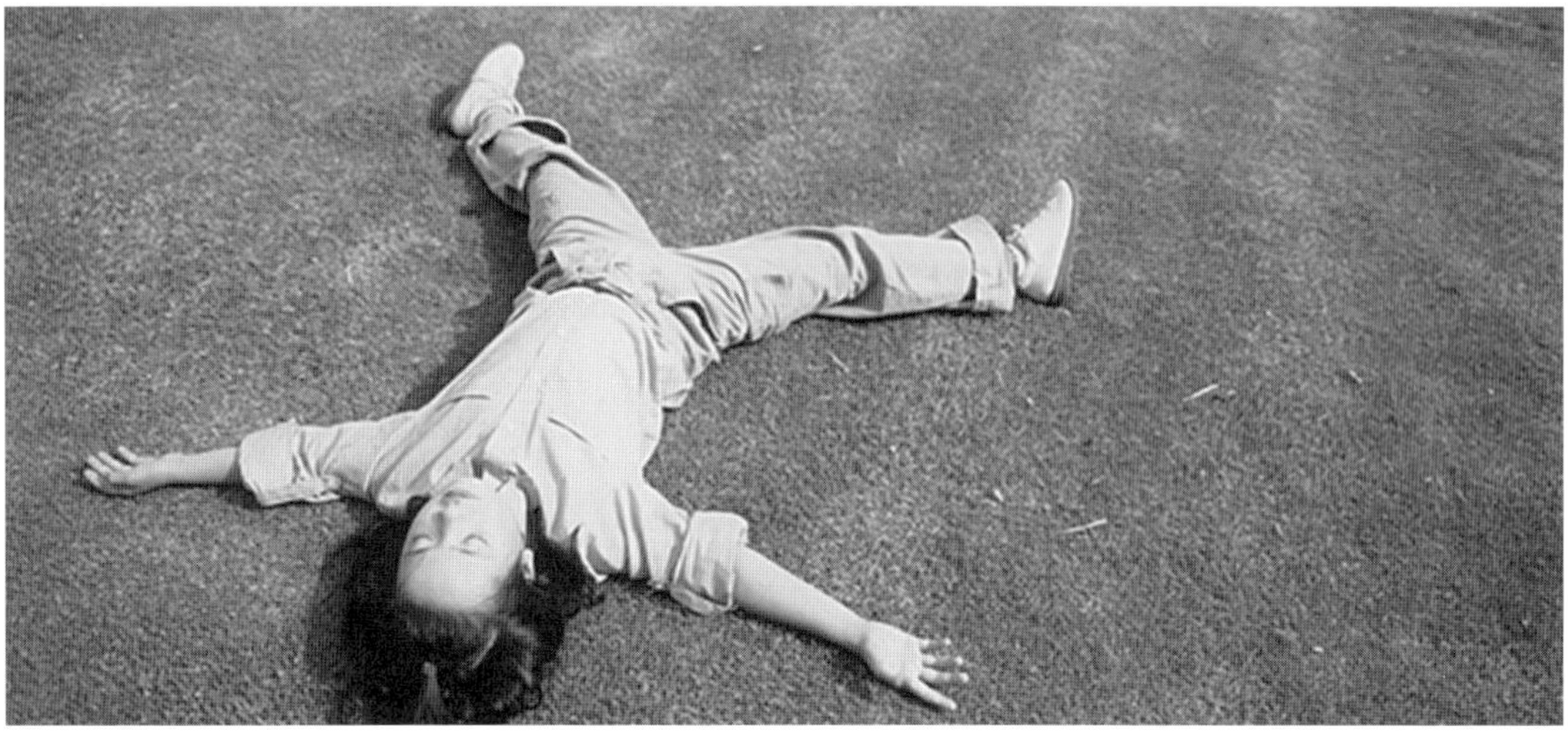

アドレナリン系薬剤（α2アンタゴニスト、βアンタゴニスト）は、再体験症状や過覚醒症状への有効性が報告されています。非定型抗精神病薬や感情調整薬は、症状が重篤な場合に単独で、あるいはＳＳＲＩと併用して処方されます。

ただし、睡眠障害などに対して通常よく処方されるベンゾジアゼピン系薬剤は、ＰＴＳＤの中核症状にはほとんど効果がないといわれているため注意が必要です。通常の薬物療法と同様に、薬剤の種類や量などは、一人ひとりの子どもの症状に応じて、慎重に判断し処方されます。

［参考文献］

American Academy of Child and Adolescent Psychiatry : *Practice Parameters for Assessment and Treatment of Children and Adolescents with Post traumatic Stress Disorder.* www.aacap.ofg. 2009.

Cohen JA. Mannarino AP. Deblinger E. Berliner L : Cognitive-Behavioral Therapy for Children and Adolescents. In Foa EB. Kean TM, Friedman MJ. Hohen JA ed. : *Effective Treatments for PTSD Practice Guidelines from the International Society for Traumatic Stress Studies.* Second Ed. The Guilford Press. New York. 2009.

亀岡智美ら「子どものトラウマへの標準的診療に関する研究」平成二十一年度厚生労働科学研究（子ども家庭総合研究事業）『子どもの心の診療に関する診療体制確保、専門的人材育成に関する研究』（主任研究者：奥山眞紀子）報告書、二〇一〇年

CASE 13

子どもへのPE

小西聖子【武蔵野大学人間関係学部】

❶ PEとは

PEとはプロロングド・エクスポージャー（Prolonged Exposure）の略語であり、「持続エクスポージャー法」と訳されています。外傷後ストレス障害（PTSD）を標的とした治療法の中では、最も確実で有効であるといわれている、決まった手順で進める集中的な認知行動療法の一つです。

本書ではPTSDに対して効果の実証された認知行動療法がいくつか説明されています。もともとPEは、大人のPTSD症状を対象とした治療法として開発されました。その有効性も成人のPTSDを対象に確かめられたものです。子どものPTSDの治療に関しては現在、TF-CBT（CASE14参照）がその有効性を認められていますが、PEの子どもバージョンは開発されてはいるものの、まだエビデンス（検証結果）はありません。

ここでは、PTSDを治療するときのエクスポージャー法の基本的な考え方について説明し、治療方法を子どもに応用した場合には、どのような治療を行うのかについて少しだけ触れ、PEの概要を知っていただきます。

実際にPEの治療を行うためには、PTSDの臨床経験を持っている専門家が、講習を受け、スーパービジョンを受けることが強く勧められています。

また、ここで説明する子どものPEの対象年齢は、五歳から十五歳です。最短では週一回のセッションで十回で終了することになりますが、子どもの場合はもう少し柔軟に延びることもあります。しかし、どちらにせよ集中的に期間を区切って行う方法であることは間違いありません。

❷ 恐怖構造について

PEが基本としているのは情動処理理論（emotion processing theory）です。この理論では、「恐怖感」とはそもそも人が危険を回避して生き延びるために必要なもので、生得的に備わっているものだと考えます。

たとえば、**図1-A**のように、歩いていて突然猛獣に遭遇したとしたら恐怖を感じて逃げようとすることは、人の生命を守るのに役立ちます。またそのときの状況（**図1**でいえば、木、岩、天気など）を詳細に記憶することも、今後に役立ちます。現実的に脅威が持続するのであれば、恐怖は正常で役に立つものだといえます。いわば恐怖、記憶中の刺激、意味づけ、その後の反応は、一つのプロ

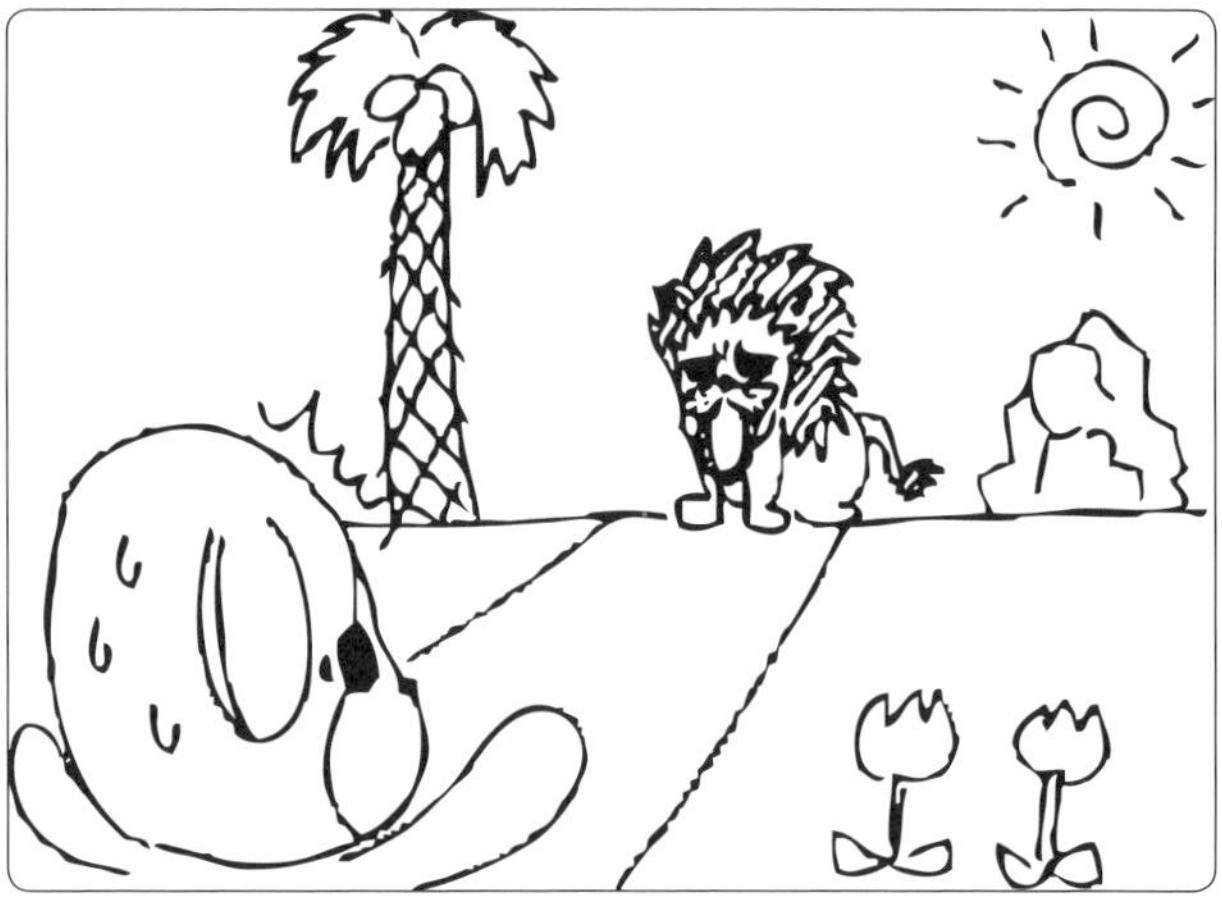

図 1-A　猛獣との遭遇

グラムのように作動します。

次に猛獣に会う危険のある場所に行ったとして、**図1-B**のようにこのプログラムが発動すればすみやかに危険が避けられそうです。「ライオンが来る（かもしれない）！　逃げなければ！」ということです。この恐怖のプログラムを恐怖構造と呼んでいます。

ここで、たとえば**図2-A**のような津波の被災体験のことを考えてみましょう。

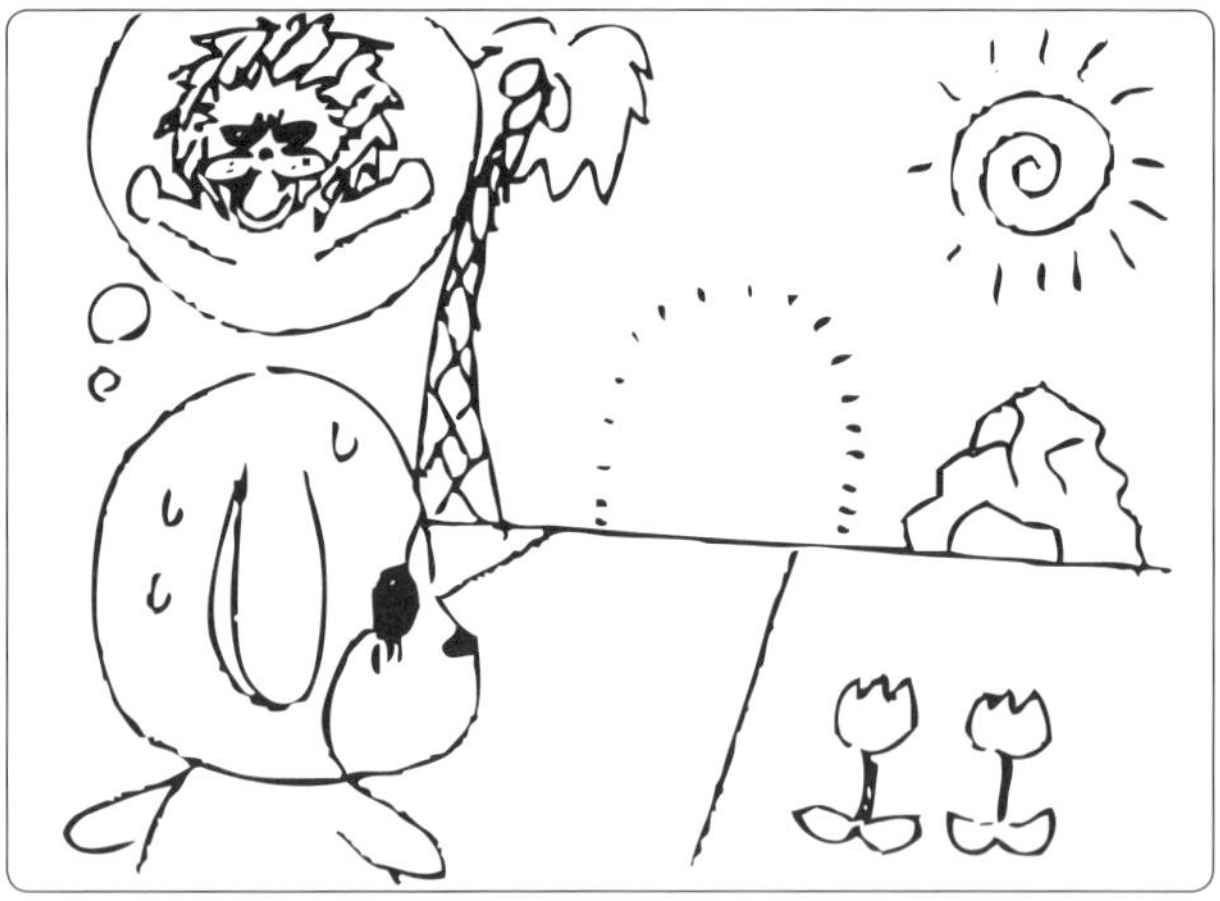

図 1-B　恐怖構造プログラム「危ない！　逃げなきゃ！」

津波を体験したあと、**図2-B**のように海をみたら恐怖感を感じ逃げるという反応は、当然です。けれどもこの反応は、これから先も適応的だといえるでしょうか。考えてみると問題があることがわかります。

たとえば、普通の海、船、車などは、ふだんは安全です。大きな危険は一度限りのもので、今後は、海や車に関連する危険の評価は、今まで通り、だいたいは安全だと思えたほうがうまく生活できそうです。

❸ 恐怖構造の修正

これは防災計画の話ではなく、個人の恐怖感の話であるということは、整理しておく必要があります。

今後、また来るかもしれない津波に対して、堤防を高くしたり、より安全な所に住んだりすることは、もちろん合理的で賢明なことです。

しかし、海をみるたびに恐怖感がこみ上げたり、子どもが、「自分は親から一瞬でも離れたらとても危険だ」と考え続けるのは、現実に見合っておらず、生活においては差し障りがあります。

PEの開発者であるE・B・フォアらは、問題となる状況について、次の四つの場合を挙げています。

❶恐怖構造の情報が実際の世界とは食い違っているとき

自然災害のあとには多くが当てはまります。災害は非日常的なものです。

❷ほんとうは安全な刺激なのに、それがきっかけとなって生理的反応や逃避・回避反応が起きているとき

ヘリコプターの音は、それ自体は安全な刺激ですが、その音を聞くと息苦しくなったり、またそれが聞こえない所に逃げこんだりするような場合です。

❸恐怖を感じることが日々の生活の妨げになっているとき

恐怖感が強く、また、たびたび感じるので外へ出る、学校へ行く、一人で歩く、友達と遊ぶなどのことができない場合です。

❹安全な刺激や反応を危険であるとみなしているとき

たとえば、子どもが一人で寝ることは普通危険ではありませんが、一人で寝るとたいへん危険であると考えてしまうからこそ、親と一緒に寝たいとせがむ場合があります。

恐怖の体験をした人の恐怖構造は、普通は時間と共に解消していきますが、いつまでも残っている場合にＰＴＳＤとなるのだと説明されています。そしてフォアらはこれらを修正するためには、二つの条件が必要であるといいます。

❶恐怖構造修正の条件その一

一度、その人の恐怖や不安が引き起こされ活性化すること。恐怖や不安が活性化されないことには、恐怖構造を修正することができません。

❷恐怖構造修正の条件その二

それまでの非現実的な恐怖構造の情報を現実的な情報に置き換えること。

この理論に沿って考えられたのがＰＥです。

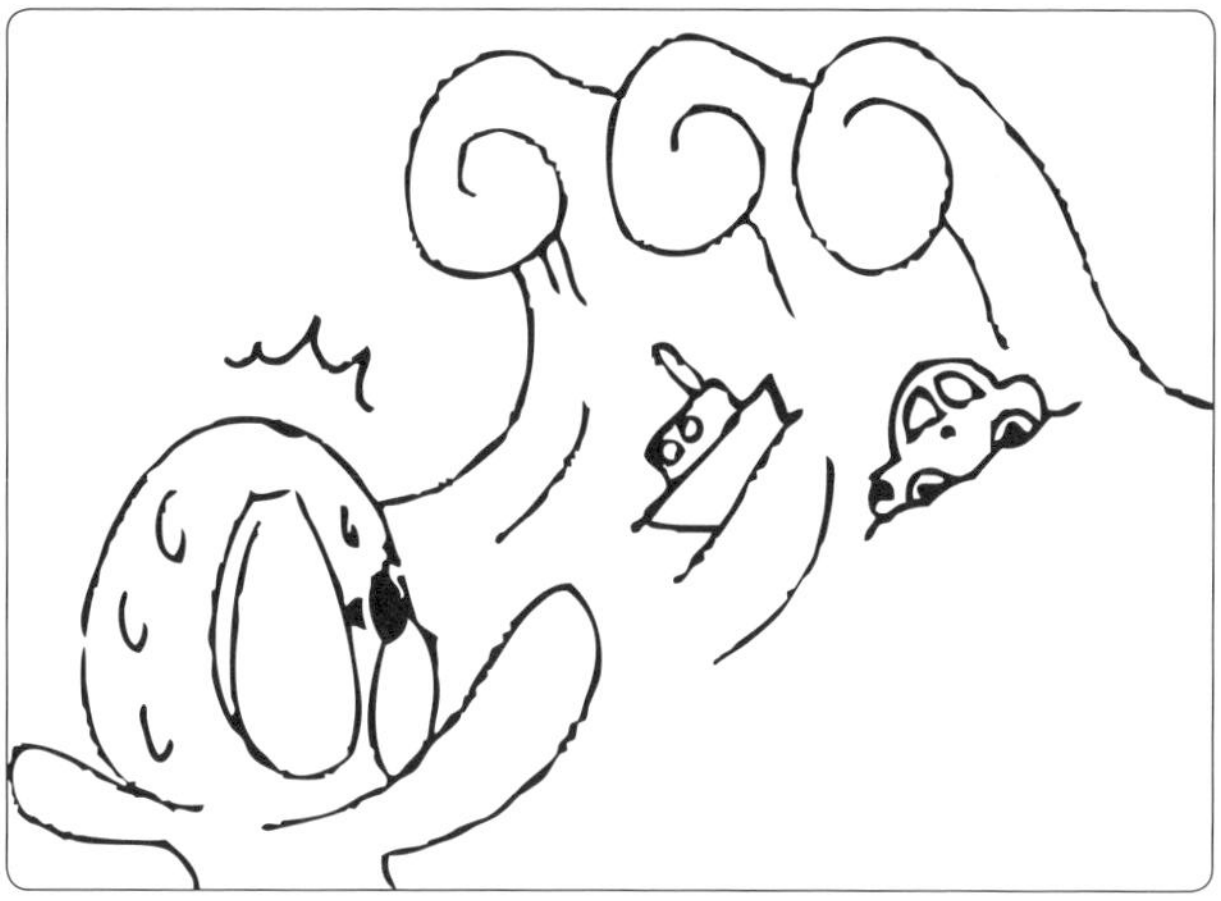

図 2-A　津波の被災体験

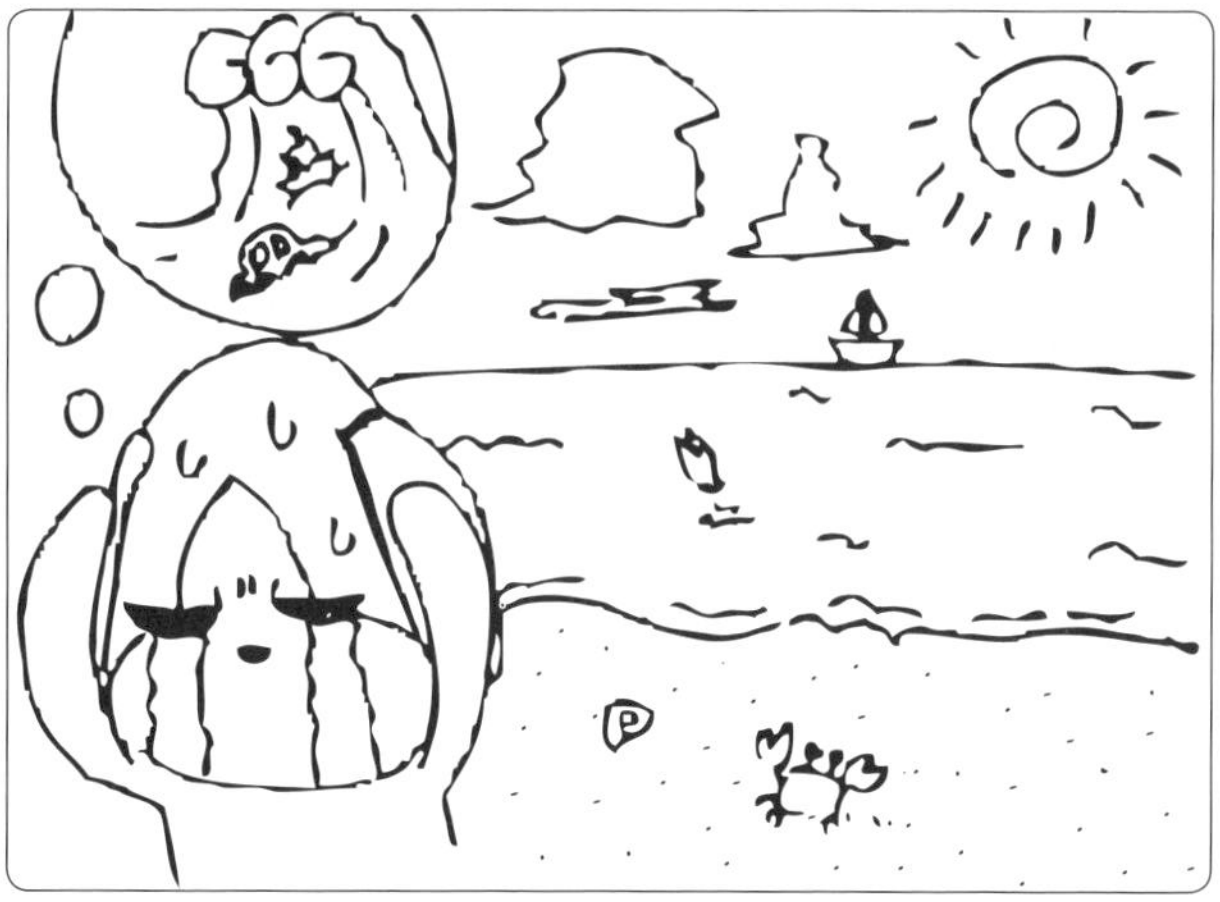

図 2-B　被災体験によって引き起こされる恐怖感

表1　子どもと養育者への PE の手順

段階	モジュール
第一段階 心理教育と治療計画	モジュール１：治療原理 モジュール２：呼吸法の再教育 モジュール３：情報収集 モジュール４：一般的な反応 モジュール５：ストレス測定表（温度計）
第二段階 曝露	モジュール６：実生活体験のための階層表作成 モジュール７：メモリートーク モジュール８：最もつらい場面（Worst Moment）
第三段階 再発予防と終結	モジュール９：般化と再発予防 モジュール 10：終結セレモニー

4 PEの実践

ＰＥの第一段階では、まずこの恐怖感とＰＴＳＤの症状の関連について、子どもと養育者の両方に心理教育を行います（**表１**）。ここまで説明したことをわかりやすく話します。

次に不安、恐怖を低減させる呼吸法について教え、さらにその子どものレジリエンス（回復力）について認識させるモジュール（いくつかのセッションで構成される一つの課題）を行います。

たとえば自分を支えてくれる人について考えてみたり、自分の「秘密兵器」について考えてみたりします。

次は、症状を認識し、それが恐怖構造に沿うものであることを理解できるように心理教育をします。

その次のモジュールでは自分の苦痛の量を温度計の目盛りで表現することを練習します。自分の苦痛に程度があることを知ることは人をかなり楽にします。

第二段階では、現実生活の中で、恐怖感のためにできなくなっていることを、簡単なことから一歩ずつやっていく現実エクスポージャー（モジュール６）、さらに恐怖構造を修正するために、記憶を呼び戻し、お話や絵やプレイで表現する想像エクスポージャーのモジュール（7、8）が行われます。いずれも大人のPEよりも柔軟に、養育者との話し合いを含めて、行われます。

第三段階では治療が終わってからも自力で困難に向きあえるよう、まとめを行います。

5 PE実施時の工夫

情動処理理論から導かれるこの治療法の中心は、いうまでもなく第二段階のエクスポージャー法にあります。

ですが、第一段階にも、自然回復を促進する機能があるように思われます。少し手助けすれば、自分の力で回復していける人もたくさんおり、呼吸法と心理教育だけで大きな効果をもたらすことも臨床経験ではまれではありません。

子どものPEの場合は、大人向けにくらべると、養育者への心理教育などを熱心に行います。養育者の理解や支えが子どもの治療の結果に大きな影響を与えることはいうまでもありません。今、恐怖があることを子どもが段々にやっていくのですから、養育者の理解なしには治療は成り立ちません。

また、数字の代わりに温度計を使ったり、想像エクスポージャーに絵やプレイなどの表現も含まれたり、より直感的に非言語的に行える工夫がなされていること、年齢に合わせて柔軟に行えることなどが特徴といえるでしょう。

知的障害、発達障害のある成人等に用いる場合にも、このような技法の工夫は役に立ちます。

6 PE実践への課題

PEの実践には、治療の場所・時間の確保、治療者の確保、スーパービジョンの体制の確立など、さまざまな困難があり、地域でたくさんの子どもが被災し、日常生活がなかなか再建されないというときに簡単に適用できるものではありません。子どもが信頼できる大人が周りにいて、信頼できる支援体制があってはじめて、このような治療法も考えられます。最初に目指すべきは子どもを支える地道な支援であることは変わりません。

［参考文献］

エドナ・B・フォア／エリザベス・A・ヘンブリー／バーバラ・O・ロスバウム著、金吉晴／小西聖子監訳『PTSDの持続エクスポージャー療法』星和書店、二〇〇九年

Foa EB, Chrestman KR, Gilboa-Schechtman E. *Prolonged exposure therapy for adolescents with PTSD*. Oxford University Press : NY, 2009.

Chrestman KR, Gilboa-Schechtman E, Foe EB. *Prolonged exposure therapy for PTSD* : teen workbook. Oxford University Press : NY, 2009.

CASE 14 子どもへのＴＦ‐ＣＢＴ

野坂祐子［大阪教育大学学校危機メンタルサポートセンター］

❶被災による子どもへの影響

大規模な地震や津波被害は、子どもに強い恐怖感や無力感によるショックを与えるだけではなく、身近な人を亡くすという喪失体験をもたらします。子どもにとって不条理とも思える突然の体験は、通常の傷つきや悲しみとくらべ、より深く複雑なトラウマ（心的外傷）やグリーフ（悲嘆）となることがあります。

人生の中で大切な人を失うという喪失体験は避けては通れないものです。何らかのこころの準備ができていた喪失体験であれば、亡くなった人とのよい思い出を何度も思いだすことによって、時間の経過とともに悲しみは薄れていきます。ところが災害のようにトラウマを伴うグリーフの場合は、子どもは身近な人が亡くなった状況がよくわからない上に、被害時のことを思い出そうとするとさまざまなトラウマ症状が表われるため、亡くなった人のことを考えたり、偲んだりすることが難しくなってしまいます。また感情が麻痺して、自分の感情が感じられなくなってしまうこともあります。

災害の状況やその後の心身の状態についてきちんと説明を受けられなかった子どもは、災害が起きたのは自分のせいだと思いこんで自分を責め続けていたり、誰のことも信用できないと考えていたりすることもあります。

こうしたトラウマやグリーフの影響が強く、外傷後ストレス障害（ＰＴＳＤ）症状やうつ症状、不安症状などが生じている子どもに効果が実証されている心理療法の一つがＴＦ‐ＣＢＴ（Trauma-Focused Cognitive Behavioral Therapy：トラウマ焦点化認知行動療法）です。

❷ＴＦ‐ＣＢＴとは

ＰＴＳＤの症状は、体験した出来事の衝撃が大きく、恐怖の記憶の断片が鮮明に残ってしまうことによって生じます。トラウマの記憶が整理されずにいつまでも生々しく残っているため、悪夢やフラッシュバックが起こり、またその苦痛を避けるために回避行動が表われます。回避は一時的な対処行動としては役立ちますが、それが長期間に及ぶ場合、ＰＴＳＤ症状が続いてしまいます。トラウマとグリーフの両方の問題が生じている場合、原則的にはトラウマから治療します。

ＴＦ‐ＣＢＴはこのトラウマの記憶を安全な治療面接の場で扱い、「怖かった出来事だけれど、それは過去のことで、今この場は安全である」「記憶によって傷つけられることはない、動揺しても対処できる」ととらえられるようになることを目指します。TF-CBTはスキルと強化を基本にしたモデルで、子どもだけではなく保護者も参加して、親子で一緒に話したり、スキルの練習をしたりするプログラムです。

TF-CBTは次の内容からなり、それぞれの英語の頭文字から「PRACTICE（プラクティス：練習）」と呼ばれます。この療法は、内容が理解できる年齢で、保護者の協力が得られる子どもに適用されます。**表1**はTF-CBTの構成要素を示したものです。

原則として**表1**にあるような順序で取り上げるほうが進めやすいとされていますが、それぞれの内容がきちんと取り上げられていれば、実施するタイミングや他の内容との組み合わせ方を柔軟にしてもかまいません。親子合同セッションはいつ実施してもよいですし、子どもとは別に保護者のための面談も設けます。保護者が子どもに対して適切な対応ができるようになると、保護者の自己効力感が高まり、親子のコミュニケーションやつながりが深まります。それらの変化は、子どもの回復を支えるための重要な要素です。

心理教育やリラクゼーション、感情表現と調整、認知の修正は、トラウマを体験した子どもたちが自尊感情や自己コントロール力を回復するために役立つもので、治療面接の中で何度も繰り返して説明したり、練習したりします。これらの課題では、子どもの自責感を軽減させ、非現実的な思考（認知）を修正していくことがポイントになります。

表1　TF-CBTの構成要素

- ♣ 心理教育（**P**sychoeducation）
- ♣ 養育者への支援（**P**arenting treatment）
- ♣ リラクゼーション（**R**elaxation）
- ♣ 感情表現と調整（**A**ffective expression and modulation）
- ♣ 認知の修正（**C**ognitive coping and processing）
- ♣ トラウマ物語づくり（**T**rauma narrative）
- ♣ 実生活内のリマインダーの統制（**I**n vivo mastery of trauma remainders）
- ♣ 親子合同セッション（**C**onjoint child-parent sessions）
- ♣ 将来の安全感と発達の強化（**E**nhancing future safety and development）

認知の修正やトラウマ物語づくり、実生活内のリマインダーの統制では、トラウマの記憶を積極的に扱います。恐怖や自責感のために回避していたトラウマ体験の記憶を想起し、詳細に語ったり、書いたりすることによって、トラウマを体験したときの感情、身体感覚、思考などを体験しなおします。それによって、それまでの断片的な記憶を統合し、さらに現在の非論理的な認知を再構成します。この作業を通して、記憶にまつわるさまざまな感情や感覚を自分の力でコントロールすることが可能になります。もし、トラウマ記憶がはっきりしていなかったり、PTSD以外の問題があったり、家族のサポートが不十分であるときには、TF-CBTを実施するよりも前に、子どもの生活や心身の安定を図ったり、自己調整力を高めたりするためのアプローチをとる必要があります。

PTSDやうつ症状がない子どもには、トラウマ物語づくりはあまり必要がないので、心理教育、リラクゼーション、感情調整、認知の修正などを中心とする簡易版TF-CBTをすることができます。

3 学校でのグループ療法

学校の中で集団を対象に行う介入プログラムの一つにＣＢＩＴＳ（Cognitive Behavioral Intervention for Trauma in Schools：学校におけるトラウマに対する認知行動的介入）があります。これは、トラウマ体験があり、ＰＴＳＤやうつ症状などがある十一歳から十五歳の子どもに適用される全十二回のセッションです。年齢や性別、被害内容などでグループ分けをすることもあります。**表2**がＣＢＩＴＳのプログラムです。

プログラムの骨子は前述のＴＦ-ＣＢＴと類似しており、子ども対象のセッションに加えて、二回の保護者向けのセッションと一回の教員向けセッションがあります。保護者と教員に対しては、プログラムの説明と心理教育を行います。子どもはグループセッションと個人セッションの両方を受け、毎回、心理教育の教材を読んだり、回避症状に対して段階的に近づく実生活内曝露などの宿題に取り組みます。

ＣＢＩＴＳでは個人セッションだけではなくグループセッションにおいても、自分のトラウマを開示する課題があります。これはトラウマによって生じた否定的思考を修正することが目的であり、参加者同士で新しい肯定的な思考について話し合うというエンパワーメント（能力向上的）の活動がメインになっています。

表2　CBITS のプログラム（全12回）

グループセッション1	導入・プログラムの説明
グループセッション2	心理教育とリラクゼーションスキル
個人セッション1～3	ストレスやトラウマとなった出来事についての想像曝露
グループセッション3	思考と感情のつながりについての説明
グループセッション4	否定的思考への対処法
グループセッション5	実生活内曝露
グループセッション6～7	ストレスやトラウマとなった出来事についての曝露
グループセッション8	社会的問題解決方法についての説明
グループセッション9	社会的問題解決方法についての実践
グループセッション10	再発予防と修了式

他の心理療法と同じように、ＴＦ-ＣＢＴもＣＢＩＴＳも、まずは子どもが安心感を持てるようになることが基本となります。その上でトラウマについて表現し、それを受け入れてもらえる体験をすることで、子どもは回復していくのです。トラウマの記憶を安全に扱うことで、認知や感情、行動の自己制御ができるようになり、自己効力感を高めることができます。また、治療終了後も子どものストレングス（強さ）を育んでいくことが、支援における長期的な課題となります。

［参考文献］
Judith A. Cohen. Anthony P. Mannarino. and Esther Deblinger. *Treating Trauma and Traumatic Grief in Children and Adolescents*. Guilford：2006.
Lisa Jaycox. *Cognitive Behavioral Intervention for Trauma in Schools*. Sopris West Educational Services：2004.

CASE 15

被災後の保育・子育て支援

青木紀久代［お茶の水女子大学大学院］

はじめに

子どもにとって恐ろしい体験や喪失体験、困難な環境下での長期にわたる生活は、強い苦痛となってトラウマを引き起こします。小さな子どもの場合、それは精神的問題としてより、身体症状や行動上の問題として表われることが多くなります。

中長期的には、日常的に繰り返される小さなストレスの累積による影響が一層深刻です。災害後一年以上経過しても、住居の被災状況の大きさと子どもの心身の状況に関連がみられるという報告もあります。

ここでは、被災後の子育て支援として、保育者が取り組めることについて述べていきます。

❶ 保育は子育て支援の柱

学童期の子どもたちは、学校を拠点にしているため、心身の状況が速やかに確認できますが、家庭にいる未就学児は、状況把握が容易ではありません。とくに生活の立て直しがたいへんな被災家庭ほど、小さな子どものこころのケアは後回しになりがちです。

保育は、その子どもたちの生活のリズムを立て直し、安全な感覚を回復することに大きく貢献します。災害直後は、子どもが親から離れること（分離）を一時的に怖がるかもしれませんが、多くの場合、保育所や幼稚園に通うことを楽しみにしています。保育の機能を、子どもと親へのケアに生かせる資源と考えたとき、以下の三つの要素が挙げられます。

①親子に安全感と安心感を提供する
②親子の絆を深め、育てる援助をする
③子ども一人ひとりの発達のニーズに応じる

これら三つの要素と、普段の保育が目指すところとは、何ら変わりありません。その当たり前のことをするために、個別のニーズに対する感度をいつもより高める必要があるのだといえるでしょう。災害後の回復期に、日ごろの保育の仕方をちょっと点検するだけでも、大きな臨床効果があるので、それぞれの園の保育の特徴と強みを生かして、工夫してみてください。

❷ 保育上のケアのポイント

❶送　迎

送迎時は、親子の様子が最もよく観察できるときです。分離時に子どもに泣かれて不安になるのは、親の方も同じです。朝、親子が最初に出会う職員の、声かけのタイミングと声のトーンは、親子の不安を和らげるのに非常に大切です。他にも、子どもが親を無視するなど、こちらでみていて親子関係に困難がありそうな事態が一ヶ月を超えて長期化するようだと、親子共々かなり疲弊し、子どもの成長にも悪影響が出かねません。

災害時に、保護者の方が大きくダメージを受けている場合、親の子どもへの応答がうまくできずに、関係がこじれていくことが予想されるので、子どもの様子がおかしいなと思うときには、保護者のケアも相当に必要なのだと思った方が良いでしょう。

❷午前中の活動

安全面の問題から、戸外で遊べない環境にある園も多いかもしれません。何とか安全を確保して、身体を動かし、ほどよく高揚感を持って日中を楽しく過ごすことは、子どもの発達に必要な主体性と、外界への探索を促進させることに役立ちます。

災害後しばらくたってから、子どもが特定の遊びや場所や場面を嫌がり、回避しようとする場合があります。特異的な刺激が、その子どものこころの傷に結びついていることが多いので、その背景を検討しつつ、症状がひどい場合には、専門家に相談することも重要です。

保育がなし得る最大の子どもへのケアは、「遊び」です。こころにダメージがある子どもは、遊びに没頭することができません。すべての子どもが同じ水準の活動性を持っているわけではないので、さまざまな活動水準に応じた遊びの環境を提供できるように、人的にも物理的にも配慮する必要があります。

外界を探索する環境と自己表現する環境、それから直接的にケアの必要な子どもには、保育者と親密にかかわれるような遊びを設定するなど多くの工夫が考えられます。絵を一つ描くにしても、子ども自身がトラウマの表現をはじめることもありますから、子どもを一人だけにせず、保育者が応答的にかかわる環境をセットにしておくことが肝要です。

❸食事・おやつ

食事の自立より、おいしさの共有と空腹から満腹感への変化をじっくりと身体が体験できることを優先すべきです。食事どき、おやつどきは、主観的幸福感を提供できる大切な生活場面です。嫌いなものを食べたり、残さず食べている子どもに「頑張って食べたね」といった言葉かけをするより、「おいしかったね」「おなかがいっぱいになったね」といった類の言葉かけが大事です。

活動のリズムがこころ持ち「ゆっくり」になるように、調整していきましょう。そうすれば、子どもたちの満足感と安心感が格段に増すでしょう。

❹お昼寝

食事をしたあとのお昼寝どきには、ゆっくりと着替えて歯磨きをしましょう。保育者も、少しおさえたトーンでお話をしたり絵本を読んであげるなどし、子どものこころが落ち着くような演出をするのがベストです。添い寝の必要な子どももいますが、その際に保育者が座位のまま、子どもの背中を上からトントンと機械的に叩き続けるのでは、子どもの息づかいや不安な気持ちを察知しにくくなりますので注意しましょう。

また、不安を抱えている子どもが多いクラスでは、昼寝ができない子どももいるかもしれません。子どもたちが少しずつ、安心して眠れるように、個別対応が必要になることも多いと思います。現場ではマンパワーが限られているでしょうから、眠ってくれないと保育者もついイライラしがちになることもあるでしょう。そんなときは、クラス全体を見渡す役割を持つ保育者と、個別対応をする役割の保育者との連携が重要になってきます。

❺保護者との関係

連絡ノートに、睡眠、食事、排泄のことを規則的に記入し合うだけでも、子どものストレス状況がよくわかります。また家庭の状況を保護者から伝えてもらうようにし、関係を良いものにしておくと、保護者のストレス状況も含めて、子どもに直接・間接的に影響する情報を得ることができ、適切な対応を行う機会が広がります。

また、こころのケアの必要な保護者にとっては、子どもの成長だと思われることを少しでも伝えてあげることが、一番の支えになるでしょう。

3 一時保育の活用

保育所では、地域に開かれた、「子育てひろば」のような活動をしているところがあります。リスクのある親子がこういった場に継続的な参加が可能になれば、保育者による予防的介入が期待できます。

親が疲弊している場合には、短い時間でも一時保育をしてもらえることによって、ホッとできることもあります。災害を契機に、母子共に不安が共鳴して、分離が難しくなっているようなとき、親に疲労がたまっているにもかかわらず、子どもと一緒に引きこもっているような場合もあります。このようなことが気になる親子をみかけたら、声をかけてみましょう。

4 支援者同士でも支え合う

これだけの仕事を毎日体当たりでこなしている保育者にも、当然ストレスが累積します。災害直後からライフラインの確保のために、身体的に負荷のかかる作業が積み重なっている方もいらっしゃることでしょう。身体的疲労は、気持ちだけで回復するものでもありません。通常の保育にかかる労働量で回っていけるような体制の工夫と、地域の子育て支援への継続的なサポートが期待されます。

最後に、保育者の精神的疲労についても、特別なものが考えられます。保育者自身が被災者であったり、子育て中の場合もあり、精神的に動揺してしまうことも当然起こります。小さな子どもの死についての理解や、喪の仕事に寄り添うことは、思った以上に保育者のこころを消耗させます。子どものこころに寄り添う保育者の専門性が、逆に保育者自身を追いつめるリスクにもなり得るのです。

こんな場合、園内の職員同士の支え合いだけでは十分ではありません。地域のボランティアや、他の専門家などの援助資源を、積極的に活用してください。

保育者の中には、休養を十分取ることに罪悪感を持つ人が多くいます。けれども、災害後長期にわたって求められる保育における質の高いケアを保障するために、どうか十分な休養を取り、保育者自身のメンタルケアに努めてください。

［参考文献］

平山宗宏監修『災害時における家族支援の手引き――乳幼児を持つ家族を支えるために』神戸大学医学部小児科、一九九八年（ＰＤＦファイルにてＷｅｂ閲覧可能：http://square.umin.ac.jp/shihara/shinsai.pdf）

CASE 16

学校教員のメンタルヘルス

岩井圭司
［兵庫教育大学大学院］

1 基本的な視点

大災害後に学校教員は、複雑かつ大きなストレスをこうむることになります（図１）。結論を先取りするならば、災害後の学校教員へのメンタルヘルス支援とは、結局、多重ストレスにどのように対処するかということです。

学校教員はふだんからストレスが多い職業である、ということがよくいわれます。ほんとうにそうでしょうか。もしそうだとしたら、それはなぜでしょうか。他の職業にはない特別な事情が学校の先生にあるのでしょうか。

いずれにせよ、そこに災害ストレスが加わったなら、学校の先生はとてつもない大きなストレスを抱えることになるわけです。そうならないためには、平時から学校の先生のストレスを軽減する方策を考えておくことも大事なことだといえるでしょう。

それでは、まず平時の教員ストレスからみていくことにします。

2 学校教員はストレスが多い職業

平時の学校教員のストレスがどの程度のものであるのかをみるために、さまざまな調査研究の結果を集計したものが**表１**です。

表中のＧＨＱ‐30とは、「精神健康調査票三十項目版」という心理検査のことです。ＧＨＱ‐30の得点は回答者のストレス状態を反映するとされており、８点以上の場合にはストレス関連疾患（神経症、心身症など）への罹患が疑われることになります。

表１によると、Ａ県の公立学校の女性教員のストレスは、阪神・淡路大震災から一年後（一九九六年）の時点での仮設住宅住民の方とほぼ同程度の高さです。同じく男性教員は、阪神・淡路大震災発生後、まる二年（一九九七年）の時点での、復興住宅住民と同程度です。仮設住宅や復興住宅に住んでいるのは震災で家をなくした人ばかりですから、学校教員はふだんからそれと同じくらいの高いストレスレベルにあるということがいえます。

3 平時のストレスの原因分析

「ストレスフルな職場環境尺度」という心理検査の回答結果の解析から、平時の学校教員のストレス要因を取り出したものを、**表２**に掲げます。仕事の量が多いこと、および仕事の内容が多岐多様なものにわたることが、学校教員の最大のストレス要因であること

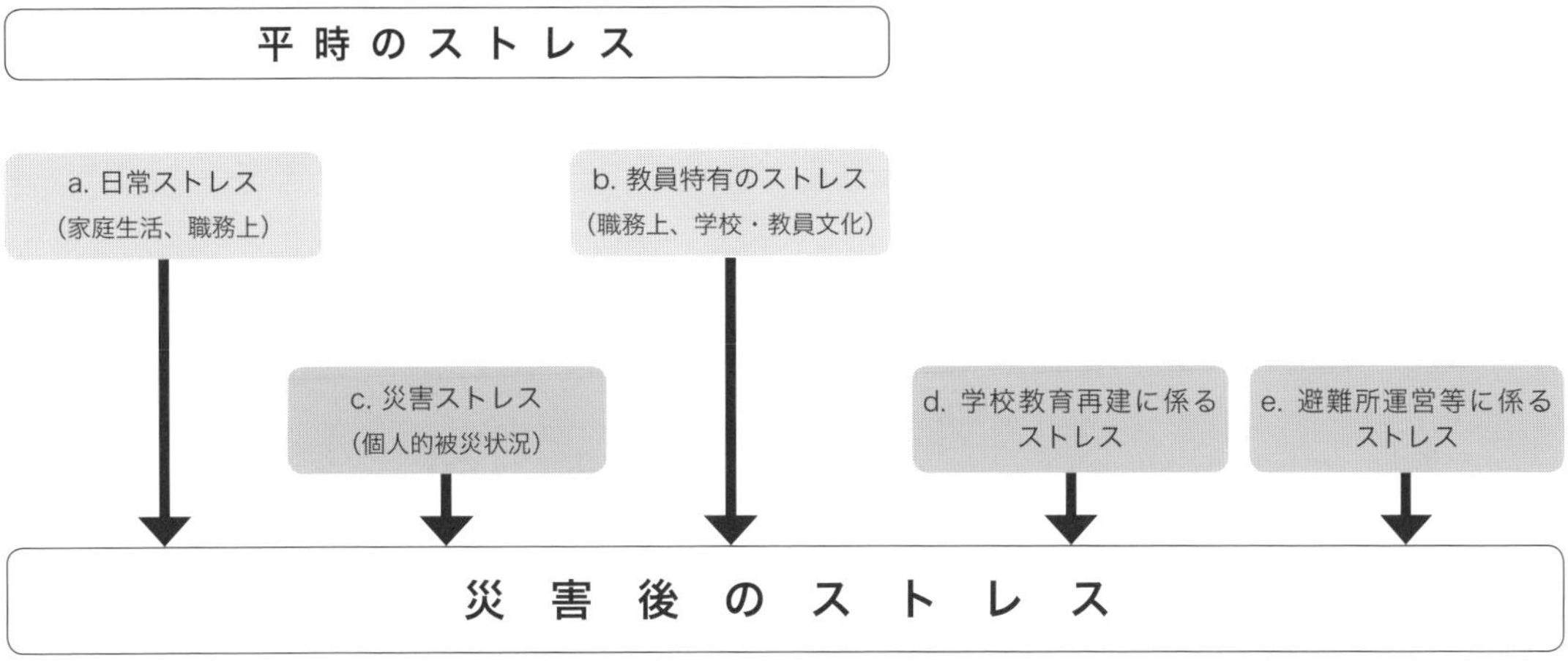

図１　災害後に学校教員がこうむる多重ストレス

が、この調査でわかりました。

二番目に影響が大きい要因は、「展望の欠如」です。すなわち、自分の仕事にどのような意味があるのかということがわかりづらいことです。三番目は、「自己効用感の低下」です。自分には職務をやりとげるだけの能力があると考えられなくなってしまうことです。四番目は、学校や教員に対する外部からの「過剰な期待」です。

このうち、教育委員会や学校組織として対処できるのは、おもに「Ⅰ業務過多、業務の多様性」と「Ⅱ展望の欠如」でしょう。

つまり、学校教員の日常の仕事を、一度全部吟味して、形骸化している仕事や昔からの慣習で漫然と続いている仕事はきっぱり〝仕わけ〟して、ほんとうに必要な仕事については明確な意義づけを与えていくことで、学校教員の日常のストレスを軽減していくことが期待されます。

4 学校文化・教師文化

それぞれの専門職には、その専門職特有の文化というものがあって、ライフスタイルとか価値観といったものが、ストレスやメンタルヘルスにも大きく関連している場合があります。医師には「医者文化」が、弁護士には

表１　精神健康度の比較：GHQ-30

	平均年齢	ＧＨＱ得点（平均点）	高ストレス者比率（％）		高ストレス者比率（％）
Ａ県公立学校教員女性（'00）	**42.3**	**9.4**	**53.0**	普賢岳避難住民（'91.11）	66.9
Ａ県公立学校教員男性（'00）	**41.0**	**7.7**	**40.3**	阪神・淡路大震災仮設住宅（'96）	54.2
看護者（全国病院看護者）	—	—	36.6	普賢岳避難住民（'95.2）	45.9
教員（市川市）（'85）	—	—	33.2	阪神・淡路大震災復興住宅（'97）	42.6
一般人口（首都圏）	—	—	28.6		
勤労女性（習志野市在住）	34.5	5.3	26.4		
勤労男性（習志野市在住）	36.3	5.0	22.6		
精神科医（全国）	—	—	21.5		
一般医（全国病院協会）	—	—	16.0		

注：高ストレス者とはGHQ-30得点が８点以上の者をさす

表2　学校教員のストレス要因（平時）

Ⅰ	業務過多、業務の多様性
Ⅱ	展望の欠如
Ⅲ	自己効用感の低下
Ⅳ	周囲からの過剰な期待

「弁護士気質」が、学校の先生には「教師文化」であったり「教師根性」といったものがあります。

佐藤学氏は「教師文化」を、「教師の職業意識と自己意識、専門的な知識と技能、あるいは教師らしいと感じさせるような規範意識や価値観、ものの見方や考え方、感じ方や行動の仕方など、教師たちに特有にみられる様式的な職業文化のこと」と定義しています。佐藤氏によると、教師文化の構成要素は、「再帰性」「不確実性」「無境界性」の三つだそうです[1]。

「再帰性」とは、いったことは全部自分に返ってくるということです。生徒に向かって「これこれしてはいけない」といったとすると、それは自分の行動をも縛ることになる。自分がいったことは全部自分に返ってくる、ということです。

次に「不確実性」とは、教師には確実な理論や技術が存在せず、努力と成果が必ずしも比例しないということです。努力が報われるとは限らないし、努力しても評価されないことが多いのです。

最後に「無境界性」。熱心であればあるほど、教師は職務と責任領域の範囲が拡大していってしまうということです。仕事にがんばって取り組んでいると、新たな問題がみえてくるので、どんどん守備範囲が大きくなっ

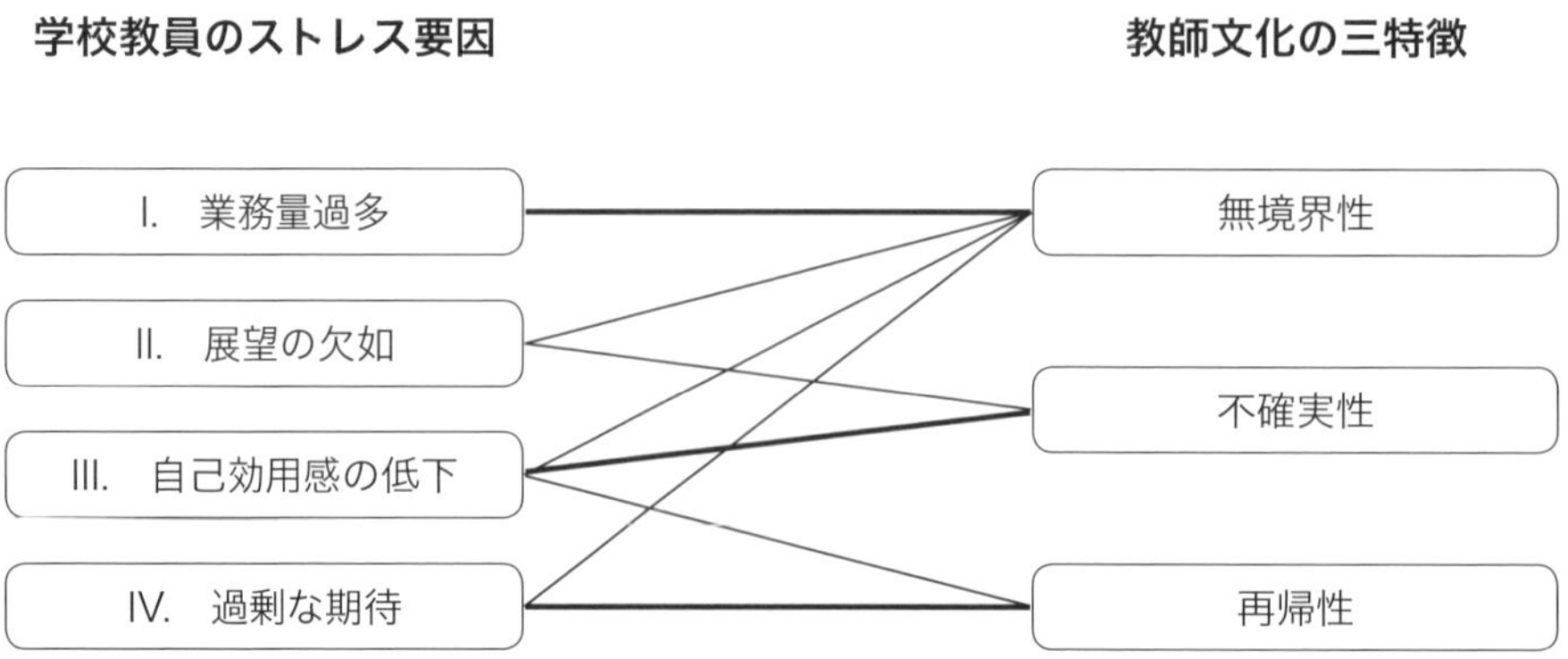

図2　学校教員のストレス要因と「教師文化」

てしまうのです。

こういった教師文化の三つの特性は、表2で示した「学校教員のストレス要因」と密接に関係しています。両者の関係を図2に示します。

5 災害後の多重ストレス状況

災害後に学校教員がこうむるストレスについて、実際のデータから考えてみましょう。阪神・淡路大震災後に兵庫県の「こころのケアセンター」が行った調査では、

①震災後に避難所管理業務を多く担った教員ほど、多くのストレス症状を抱えていた。

②個人的な被災状況（自宅の損害、家族のけが等）が過酷であった教員ほど、多くのストレス症状を抱えていた。

ということが見出されました[2]。

常識的な結論に過ぎないようにも思えますが、これはまさに、震災後に学校教員が〝多重ストレス状況〟におかれるということを示しているように思われます。とくに、大災害時には公立学校が被災者避難所にならざるを得ないというわが国の都市構造において、学校教員は学校教育の復興再建という重責を担いながらも、避難所管理要員を押しつけられがちであるということが問題として浮かび上がってきます。

このように、災害後の学校教員のメンタルヘルス対策の要は、「多重ストレス対策」にあるといえるでしょう。

6 あるべき対策

ここまで述べてきたことをまとめると、大災害後の学校教員のストレスを軽減して精神健康を守るためには、次のような対策が必要ということになります。

❶ストレスの軽減

大災害後には学校教員は、学校教育の復興再建という重責を担うので、避難所管理等の業務、とくに遺体の修復・納棺などのストレスフルな仕事はなるべくさせないようにする（避難所管理業務は、一般行政職員なりエキスパート・ボランティアに担わせるべく、ふだんから準備、訓練を行っておくことが必要です）。

❷ケアの傾斜配分

災害後早期に避難所管理業務を実際に多くこなした教員や、個人的な被災状況が深刻であった教員には、できるだけ早い時期にそれ以外の者に優先して休暇を与えるなどの〝ケアの傾斜配分〟を行います。

❸組織的業務改革の必要性

学校教員には平時よりストレス対策が必要です。その際、個人が行う狭義の（心理学的な）ストレス対策だけでなく、ストレス軽減に向けた組織的な業務改革――形骸化した仕事を〝仕わけ〟する、校務分掌に関して明確な指針を掲げる、など――が重要です。

7 今後検討すべき問題

学校教員のメンタルヘルスを考える上で、「燃えつき（バーン・アウト）」はたいへん重要な問題ですが、紙数の関係でここでは触れられませんでした。学校教員の燃えつきについては、すでに多くの成書が出ていますので、それらを適宜ご参照いただきたいと思います。ここではただ、災害後には燃えつき対策の一層の充実が求められる、ということを指摘しておきたいと思います。以前から指摘されているように、学校教員は対人援助職であり、また感情労働職であり、本来的に燃えつきを起こしやすい職業であるからです。

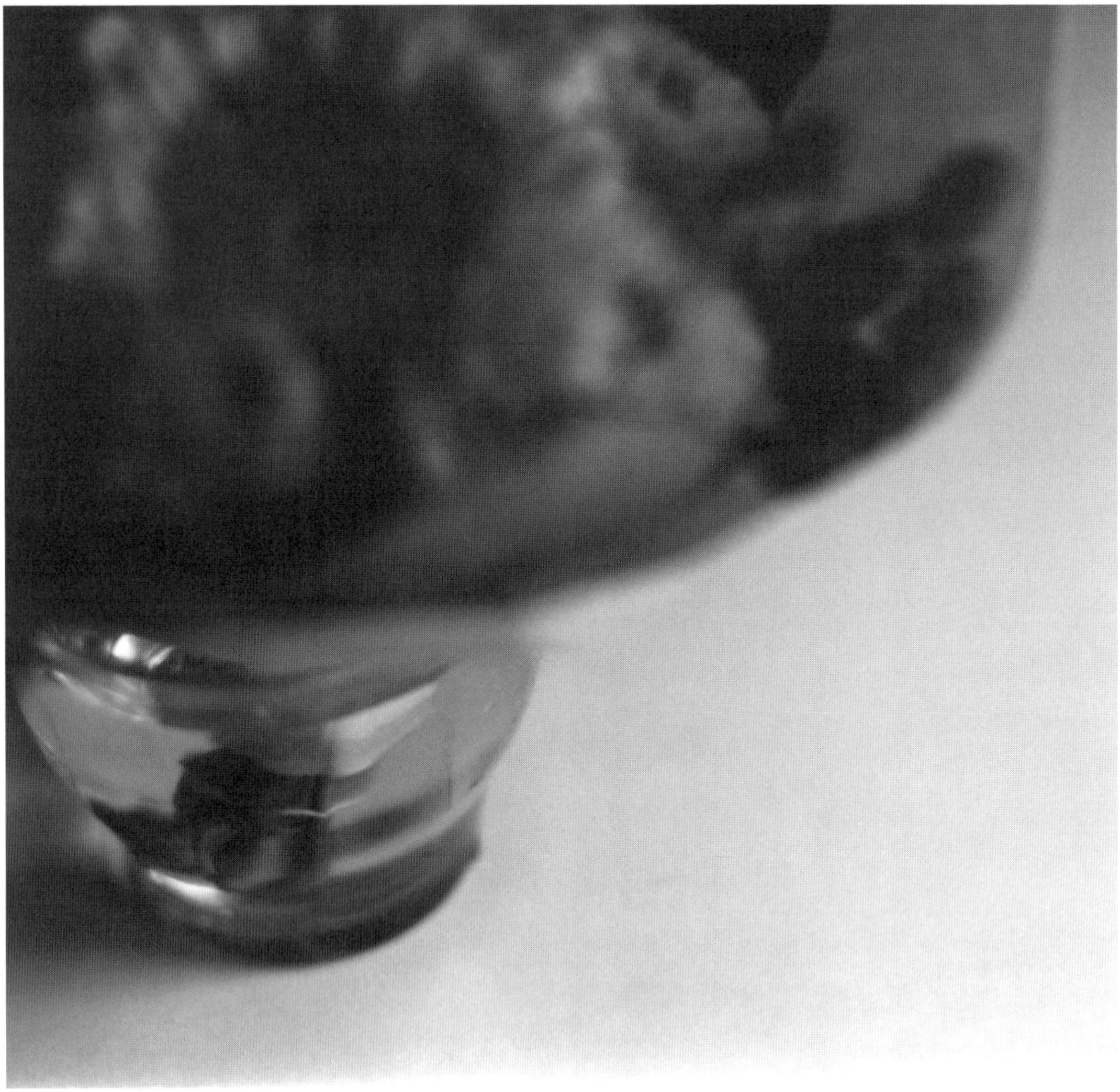

最後に、筆者の懸念について述べておきます。阪神・淡路大震災後には、被災地での経験に基づいて、大災害後に学校教員に避難所運営を担わせることは好ましくない、ということが各種の防災計画・防災マニュアルに明文化されました。ところが最近になって、そういった記述が見直されようとしています。「大災害時には、学校教員だって一般的な災害救援業務に携わるべきだ」との意見が拡大しつつあります。はたしてそうでしょうか。東日本大震災後の中長期的復興に向けて、また今後の災害対策として、私たちはもう一度このことについて真剣に考えねばならない時期に来ているように思われます。

[参考文献]
(1) 佐藤学「教師文化の構造＝教育実践研究の立場から」稲垣忠彦・久冨善久編『日本の教師文化』東京大学出版会、一九九四年
(2) 岩井圭司／加藤寛「災害支援者——阪神・淡路大震災の救援活動に従事した消防職員と、避難所運営にあたった公立学校教職員にみられたＰＴＳＤ症状」臨床精神医学　三十一巻（増）、一三一–一三八頁、二〇〇二年

CASE 17

職場のメンタルヘルス対策と子ども

吉田博美
［武蔵野大学心理臨床センター］

❶ 家族のケアと子ども

大震災はコミュニティーを破壊し、大切な家族の喪失をもたらします。また、耐えがたい現実を子どもにも容赦なくつきつけ、被災者が心理面で受ける衝撃は計りしれません。子どもの心身の不調は大人と違う反応で表われることがあり、周囲の大人は困惑することも多いと思います。しかし、子どもは親が安心・安定感を持って接することで徐々に安定感を取り戻していきます。

その一方、現実的な問題として、親は今後の生活や復旧に関する不安を抱えながらも、生活を維持するために職場に復帰します。親の安定感を取り戻すには、職場でのメンタルヘルス対策は欠かせません。所属している企業や職場で大震災にみまわれたら、専門家として職員が安心・安定感を取り戻すように、管理職を教育し、適宜サポートしましょう（図1）。職場全体で一人ひとりがお互いに支え合い、職員が安定することで、子どもを含めた家族も安定感を取り戻します。

多くの人の場合、震災時によくみられる心身の不調や心理的な反応について正しい知識を持つことで、それらを正常な反応として受けとめることができ、また、そういった不調が時間とともに回復することを知って、安心することができます。心理教育をする際には、「トラウマ」「PTSD」「メンタルヘルス」「精神療法」などの言葉や専門用語は安易に使用せず、わかりやすい言葉で説明するようにこころがけましょう。

厳しく長いストレス下での生活が続くと、身体的にも精神的にも過度な負担がかかります。職場では、優先事項が増え、限られた時間と資源の中で仕事をこなすことになります。根本的なストレスから解放されるのは簡単なことではありませんが、子どもや家族を支える職員が、自分自身をケアし、健康でいることはストレスへの抵抗力を高めます。また、これは家族を守る上でも大切なことだと伝えましょう。職員が家族や友人と過ごせるようにし、日常生活のことをたくさん話し、お互いの状態の確認とストレスマネジメントができるように働きかけましょう。もし、心身の不調について気になることがあれば、どこで相談を受けることができるのか、具体的に情報を伝えましょう。

❷ 職場復帰時のこころがけ

大震災のような圧倒的な破壊力を目の当たりにすると、誰でも、恐怖感、絶望感、無力感が非常に強くなり、茫然自失の状態となり

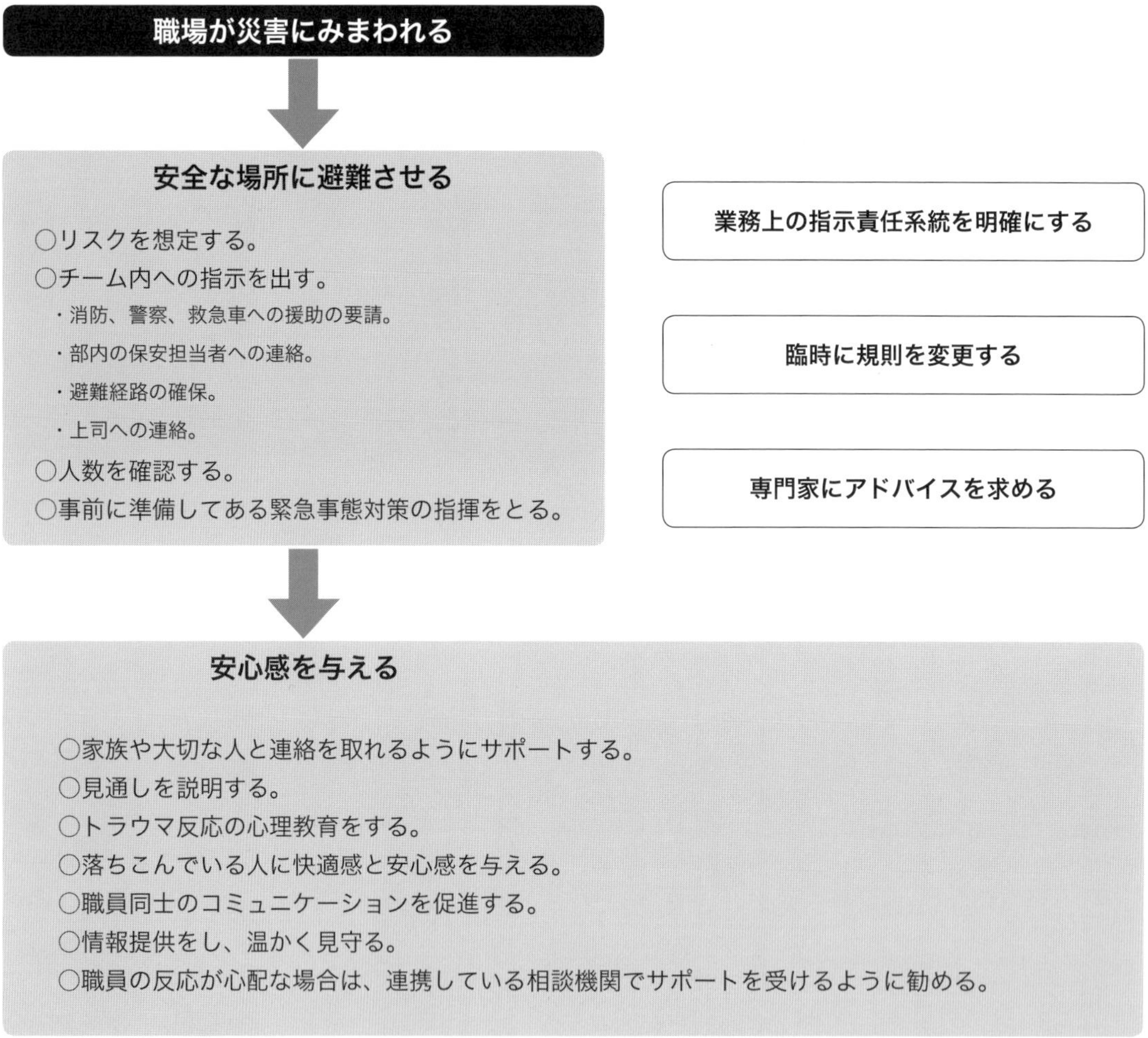
職場が災害にみまわれる
安全な場所に避難させる
○リスクを想定する。
○チーム内への指示を出す。
・消防、警察、救急車への援助の要請。
・部内の保安担当者への連絡。
・避難経路の確保。
・上司への連絡。
○人数を確認する。
○事前に準備してある緊急事態対策の指揮をとる。
業務上の指示責任系統を明確にする
臨時に規則を変更する
専門家にアドバイスを求める
安心感を与える
○家族や大切な人と連絡を取れるようにサポートする。
○見通しを説明する。
○トラウマ反応の心理教育をする。
○落ちこんでいる人に快適感と安心感を与える。
○職員同士のコミュニケーションを促進する。
○情報提供をし、温かく見守る。
○職員の反応が心配な場合は、連携している相談機関でサポートを受けるように勧める。

図1　管理職として行う災害直後の対応

ます。その後、職場の安全性が確認できて、運営再開が可能となれば、私たちは不安を抱えながらも、生活をするために働きます。日常の生活に戻ることは心地良い励みになることもありますし、安全な環境に戻り、同僚にも囲まれ、朝起きていつもと同じように食事を摂ることは、感情のコントロール感を増幅させます。働くことで苦痛は取り除かれ、安心感や安全を回復させることができるのです。ほとんどの人は悲しみや大震災に向き合うのと同時に、生産的に働くことが可能であることを伝えましょう。相手を尊重できる職場環境をつくることで、心配や相手を思いやるといった感情は職員のこころに効果的に働きかけます。そうすれば、職場は職員にとってトラウマティックな出来事から立ち直るのに最適な場所となります（図2）。

　被災した職員が職場に復帰するときは、業務上のストレスを軽減させ、以下のような現実的な対応策を取ることが必要となります。状況に合わせて適宜アドバイスをしていきましょう。

❶職員の職場復帰に時間がかかる場合

　負傷した職員の職場復帰に時間がかかる場合は、孤立無援感を和らげましょう。

○新しい社内の情報や、皆がどのようにし

ているのかといった情報を伝えるようにしましょう。

○同僚・上司として適宜、職場に来るように声をかけましょう。

○心理的なサポートが必要な場合は、連携している医療・相談機関に連絡を取るように勧めましょう。

❷職員の死亡時、重傷時

職員が死亡した場合、または重傷を負っている場合の引き継ぎは気をつけましょう。

○他の同僚にすぐに業務の引き継ぎを依頼することは（その死亡者・負傷者に）失礼だと感じることが多いので、対応方法を決定する前に職員と必要な配置について話し合うようにしましょう。

○仕事の締め切りを延長する、または、他のグループに対応させるようにしましょう。

○トラウマティックな出来事が起きた場合は、その週は非生産的になることを社内に認識させましょう。

［参考文献］

Health Canada Her Majesty the Queen in Right of Canada: Preparing for and responding to workplace trauma. A manager's Handbook.（PDFファイルにてWeb閲覧可能：http://www.hc-sc.gc.ca/ewh-semt/alt_formats/hecs-sesc/pdf/pubs/occup-travail/man_hand-livret_gest/trauma-traumatique-eng.pdf）

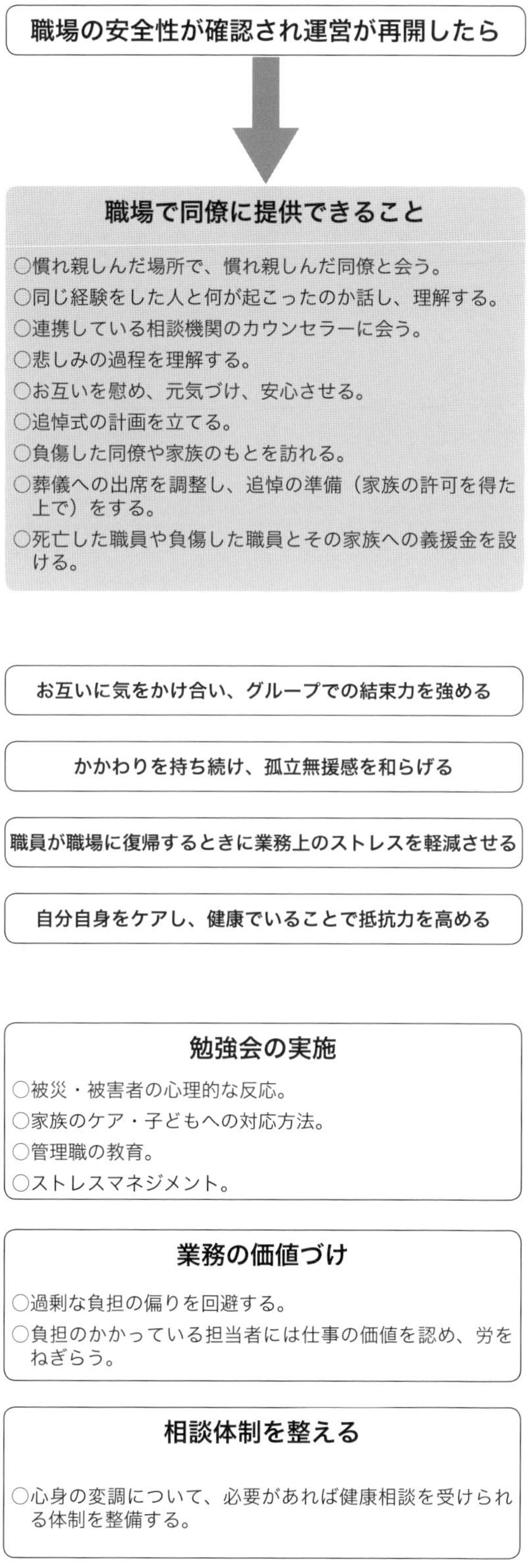

職場の安全性が確認され運営が再開したら
職場で同僚に提供できること
○慣れ親しんだ場所で、慣れ親しんだ同僚と会う。
○同じ経験をした人と何が起こったのか話し、理解する。
○連携している相談機関のカウンセラーに会う。
○悲しみの過程を理解する。
○お互いを慰め、元気づけ、安心させる。
○追悼式の計画を立てる。
○負傷した同僚や家族のもとを訪れる。
○葬儀への出席を調整し、追悼の準備（家族の許可を得た上で）をする。
○死亡した職員や負傷した職員とその家族への義援金を設ける。
お互いに気をかけ合い、グループでの結束力を強める
かかわりを持ち続け、孤立無援感を和らげる
職員が職場に復帰するときに業務上のストレスを軽減させる
自分自身をケアし、健康でいることで抵抗力を高める
勉強会の実施
○被災・被害者の心理的な反応。
○家族のケア・子どもへの対応方法。
○管理職の教育。
○ストレスマネジメント。
業務の価値づけ
○過剰な負担の偏りを回避する。
○負担のかかっている担当者には仕事の価値を認め、労をねぎらう。
相談体制を整える
○心身の変調について、必要があれば健康相談を受けられる体制を整備する。

図2　職場トラウマへの組織的な対応

CASE 18

演劇によるこころのケア

久保田智之
［日本ストレスケア研究所］

はじめに

被災後は、被災者である子どもたちの生活環境が一変します。トラウマティックな体験に加え、「不満」「不安」「孤独」「無力感」などさまざまなストレス状況に子どもたちは直面します（図1）。

このような状況に対して、演劇を用いたこころのケアでは、「安全な表現の場」を与えることで不満や不安を発散、解消し、他者とのつながりを感じることで孤独感を和らげ、自尊心の回復を目指します。

❶「安全な表現の場」の構築

表現することは大切だとよくいわれていることですが、表現とは他者に受け入れられてはじめて意味を持ちます。また反対に、受け入れられる安心感が、その人のこころから表現を引き出すともいえるでしょう。こころのケアでは、受容される環境、つまり「安全な表現の場」を意図的に構築し、演劇を用いた表現へとステージを進めていきます。

❷演劇システム

以下が「安全な表現の場」の構築に際して機能する演劇システムです。

❶他者とかかわる

演劇は基本的に一人ではできません。独白以外のほぼすべてのシーンは他者とのやり取りで行われます。演劇において他者とのコミュニケーションは前提であり、自分が他者を受け入れ、また自分を他者に受け入れてもらうことでシーンを成立させていきます。

❷役という仮面

演劇において表現される感情には、それが自分自身の感情ではなく、役の感情であるという「いいわけ」が通用します。つまり役という仮面に守られているのです。

これにより人は、自分を隠しながらも、安心感の中で自分の真の姿をさらけ出すことができます。

また、逆に役の感情であっても、演じているのはその人本人のため、演じることによってカタルシスを得ることができます。

❸言語を越える

演劇においては、言語的なセリフだけにとどまらず、声や動きを通して、その感情が表現されます。身体的な表現により、表現の実

［ストレスの原因］ **避難所や仮設住宅での集団生活**

↓

［ストレスの影響］ **近隣住民の苦情により思いきり遊べない**

［ストレスの原因］ **十分な居住スペース、パーソナルスペースの欠如**

↓

［ストレスの影響］ **家庭内ストレスとなる**

［ストレスの原因］ **学校環境の変化**

↓

［ストレスの影響］ **友達関係が変化したり、学力不振になる**

図1　ストレスの原因と影響

感を得られやすくなります。

これらの表現は言語能力に頼らないため、幅広い年齢や対象に行うことが可能です。

❹誰でも参加可能

演技のほとんどは普段の生活と同じ日常生活の行動であるため、音楽、絵画、スポーツなどにくらべ技術を必要としません。

3 演劇を用いたケアの流れ

❶個人内ウォーミングアップ
――表現のための心身の準備

導入として、身体や声、表情を使ったゲームなどにより心身のウォームアップを行います。表現自体に慣れると共に、他のメンバーと場を共有することで安心感を育てます。身体を使い、声を出すことで、自然とこころも開かれていきます。

なお、ファシリテーター（調整役）の自己開示がメンバーに伝染するので、ファシリテーター自身もリラックスして楽しむくらいのこころもちでいることが好ましいです。

❷グループのウォーミングアップ
――メンバー間の信頼感形成

メンバー間でコミュニケーションをとりつつ、個人の発想が生かされるようなゲームを行います。自分の表現をすること、他者とつながっている感覚を持つことを目的に、安心感、信頼感が生まれる環境の土台をつくります。ゲームを通して、失敗を受け入れる雰囲気をつくることも大切です。

失敗できないという緊張感を取り除くことで演劇的表現への抵抗を下げます。ユーモアを有効に活用するとよいでしょう。

❸ウォーミングアップ・プログラムのポイント

「個人→集団」「声→身体→表情→感情」など、抵抗や難易度の低いものから参加者に合わせてプログラムを組みます。進度に関してははじめて顔を合わせるグループやクラスメイト同士など参加者の属性を考慮し、常に参加者の様子をみながら調整しましょう。

ゲームの詳細に関しては紙面の関係上、紹介することができませんが、演劇トレーニング、インプロヴァイゼーション（即興劇）ゲームやキャンプゲームなどを参考にするとよいでしょう。その際には、なぜそのゲームを用いるのか、その目的を明確に意識して用いることが肝要です。

❹即興劇、台本演劇

台本のない即興劇を行います。はじめは少人数の短いシーンからはじめるとよいでしょう。制約もなく自由な条件では参加者が戸惑う場合があります。

役（父、母、優しい先生、怒りっぽいお隣さんなど）、場面（台所、教室など）、時間、大まかなストーリー（同級生とけんかしたけど、最後は仲直りしたなど）など、いくつかの設定を提示し、制限を加えると演じやすくなり、かつ表現の自由度が上がります。

参加者が慣れてきたら、彼らからアイデアをもらいましょう。そうすることにより、プログラムに対する参加者の愛着が高まり、グループに一体感をもたらします。

また、プログラムの実施期間に応じて、台本のある少し長めのストーリーをつくってみてもよいでしょう。ストーリー作成の話し合いも感情を共有できる大切な場となります。

❹アプローチの事例

過去の海外の被災地における事例では、プログラム（一グループ二十名程度、ファシリテーターは各回最低二名以上、三ヶ月間週二回ペース、各回九十分）の最後にコミュニティを対象とした演劇公演を行い、参加者の家族や親戚、友人、近隣の住民を招待しました。そこでは**図2**のような好循環がみられました。

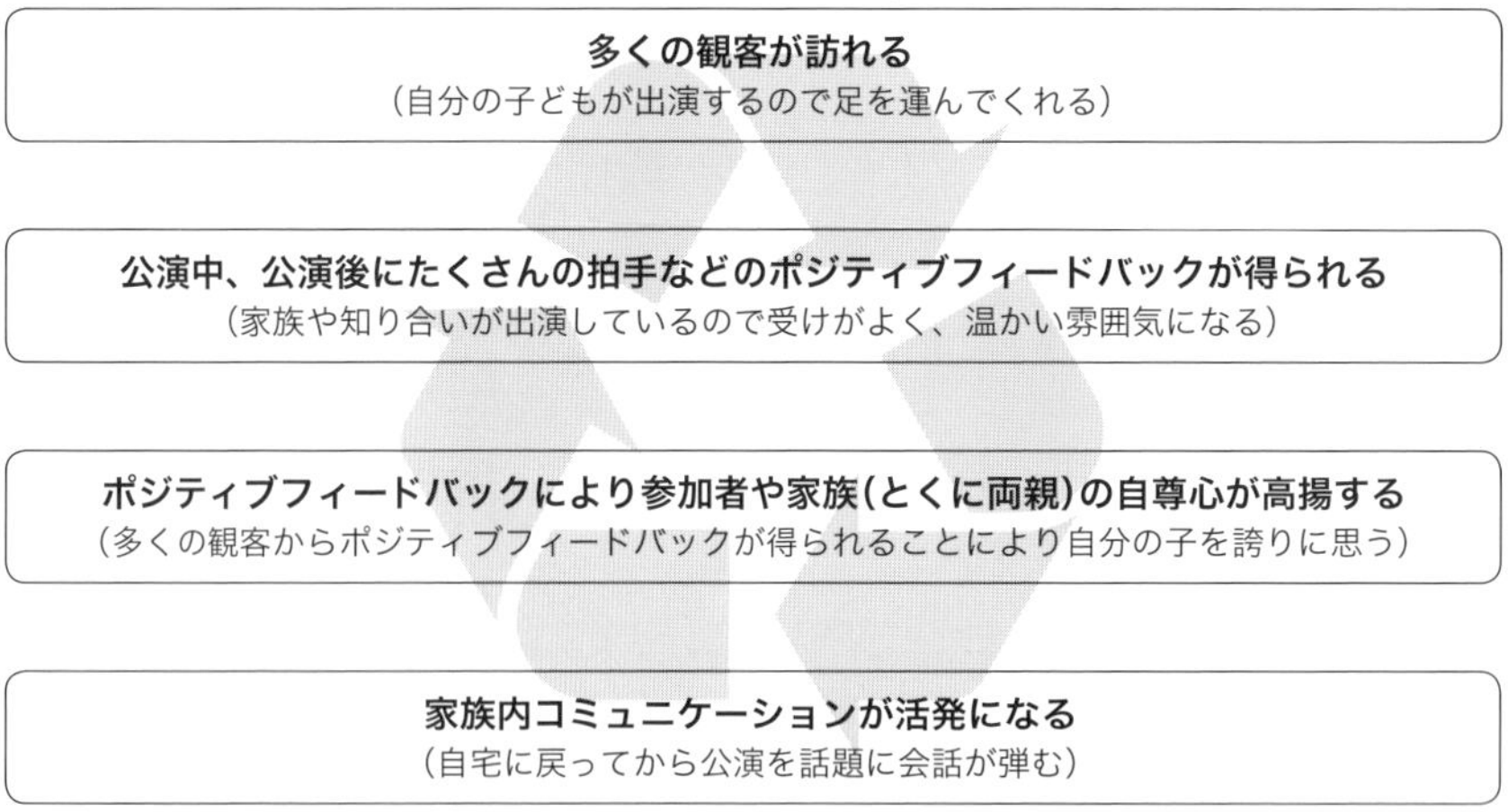
多くの観客が訪れる
（自分の子どもが出演するので足を運んでくれる）
公演中、公演後にたくさんの拍手などのポジティブフィードバックが得られる
（家族や知り合いが出演しているので受けがよく、温かい雰囲気になる）
ポジティブフィードバックにより参加者や家族（とくに両親）の自尊心が高揚する
（多くの観客からポジティブフィードバックが得られることにより自分の子を誇りに思う）
家族内コミュニケーションが活発になる
（自宅に戻ってから公演を話題に会話が弾む）

図2　プログラムがもたらした好循環の例

両親の影響によって、子どものメンタル面が損なわれることと同様に、子どもによって家庭のメンタルが回復することもあります。

❺実施上の注意点

❶表現を無理強いしたり否定したりしない

極力、子どもたちの演技の評価や否定をせず、彼らの感情をきちんと受けとめることが肝要です。

また、表現の強要は避けましょう。とくにトラウマティックな事柄に触れるようなテーマは注意が必要です。参加者が話したいときに話せる、表現できるような環境を提供することをこころがけましょう。安心感や信頼関係が構築されていれば、たいていの場合、参加者側から自然と話や感情が表現されてきます。柔軟にプログラムを調整し、参加者のペースに合わせて実施しましょう。

❷誹謗中傷から守る

他の参加者による誹謗中傷にも気をつけなければなりません。表現をした結果、逆に傷つくことはケアの場では許されません。

❸地域資源を活用する

外部支援者はいつか去らねばならない日が

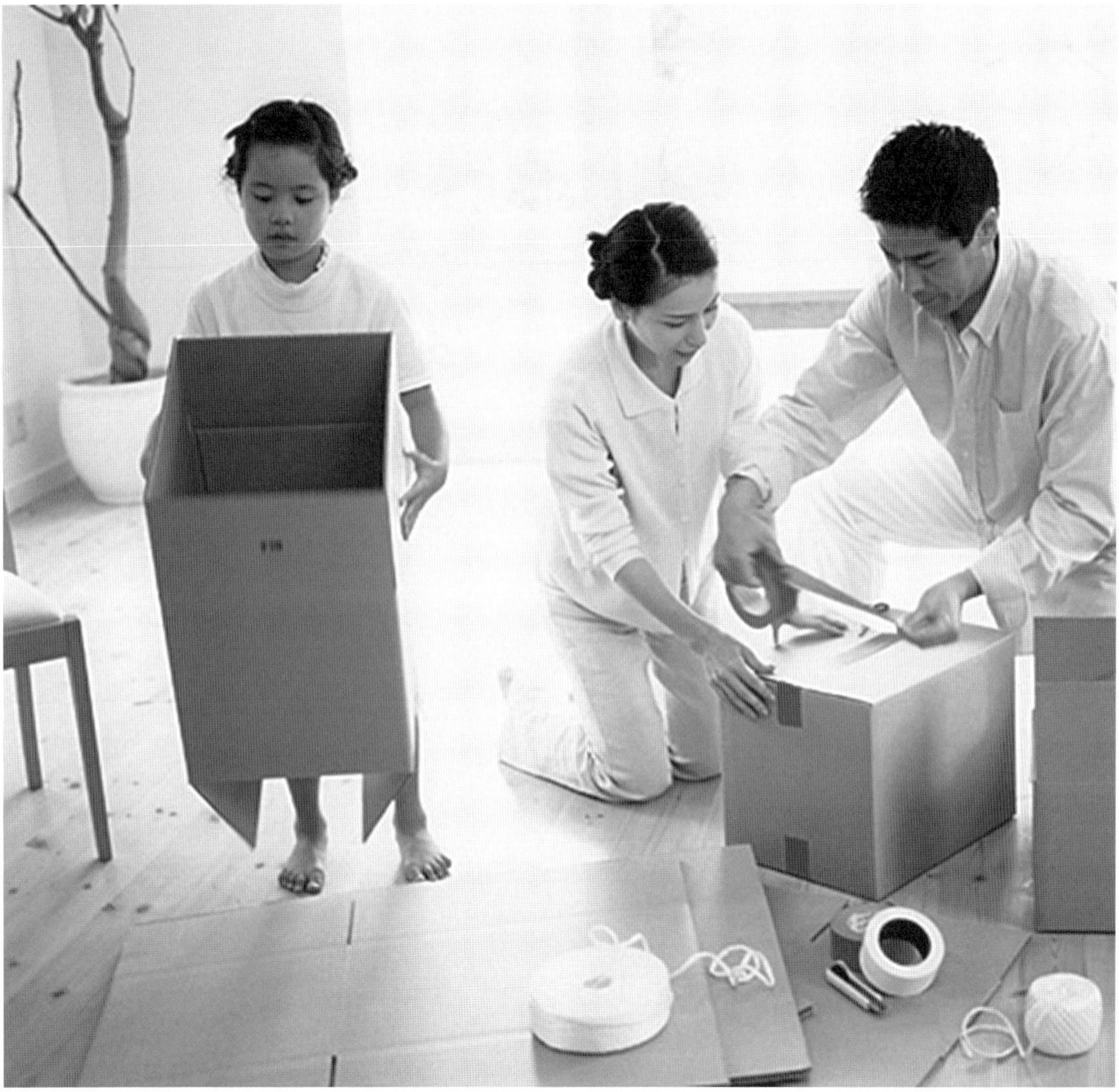

来ます。可能な限り地域の人も交えて、共に実施することが理想です。地域の自助力を削ぐのではなく、プログラム案の提供やトレーニング、動機づけなどを通じて、それを促進するような介入をこころがけましょう。

［参考文献］

ISAC Guidelines on Mental Health and Psychosocial support in Emergency Settings.（ＰＤＦファイルにてＷｅｂ閲覧可能：http://www.who.int/mental_health/emergencies)

久保田智之／藤森和美「中国四川省における四川大震災の被災者に対する心理社会的ケアワークショップの実践」武蔵野大学心理臨床センター紀要第九号、二〇〇九年

CASE 19 地域精神保健・児童福祉と子ども

藤林武史
【福岡市こども総合相談センター】

1 保護者や支援者の不安や心配

保護者（親や親族）や子どもにかかわるさまざまな職種の人にとって、以前と異なった子どもの心身の状況が続いたり、今まで何ともなかった子どもの様子が突然おかしくなったりすると、とても不安になるものです。

こういった子どもの状況を、震災直後は「異常な事態における自然な反応」ととらえていたものの、長引いてくると何かたいへんなことが生じたのではないかと心配になってきます。

また、直接、子どもの養育やケアにあたっている保護者や、保育士や教師も被災を体験したことで、こころにゆとりがなくなり、子どもの欲求やサインに冷静に対応できなかったり、余裕をもってかかわれなくなることもあるでしょう。

そんなとき、「いつまでそんなことといっているの、もう何度もいっているでしょ」と、ついつい子どもにあたってしまったり、大声で怒ってしまうこともあるでしょう。また、保護者自身の心身の不調や経済的問題のため、養育が困難になることもあります。子どもが震災の影響から回復していくためには、子どもの養育者である保護者自身、そして、教師や保育士等の安定やこころのゆとりが求められます。

2 精神保健福祉センターの活用

子どもに対する直接的な相談やケア、養育が負担になったり困難になっている保護者のサポート、そして、地域の支援者をサポートする行政の専門的な保健福祉機関が、精神保健福祉センター（表1）と児童相談所です。ほかにも、それぞれの自治体には、保健所や保健センター、福祉事務所等の児童福祉窓口もあります。問題を家族や地域だけで抱えこまないように、これらの保健福祉サービスをうまく活用することが重要です。

精神保健福祉センターは、こころの健康相談やメンタルヘルスに関連する情報発信を行う県（政令指定都市）の相談機関です。ここでは、精神科医や保健師等の専門スタッフが幅広くこころの健康相談に対応しています。

保護者にとって、児童精神科医療機関は距離的にも遠かったり、心理的にも通うことに抵抗感があったりします。しかし、子どもの様子が気がかりで不安な状態が続く場合、そのことを専門家に聴いてもらうことで、安心感が得られることがよくあります。児童心理や児童精神医学の専門家が身近にいない場合でも、精神保健福祉センターでは電話相談を受け付けていますので利用するのもよいでしょう。一本の電話相談で安心が得られることもあります。また、中には積極的に医療機関の受診が必要な場合もあるでしょう。そんなときも、精神保健福祉センターで専門の医療機関がどこにあるのかについて情報を提供してもらえます。また、後述する児童相談所や児童福祉機関の情報も得ることができます。

表1　東日本大震災被災地の精神保健福祉センターの相談電話番号

青森県	017-787-3957、017-787-3958
岩手県	019-622-6955
宮城県	0229-23-3703（6時～9時） 0229-23-0302（9時～17時） 0229-23-3703（17時～2時）
仙台市	022-265-2229（平日10時～12時、13時～16時） 022-217-2279（18時～22時※年中無休）
福島県	0570-064-556
茨城県	029-244-0556
栃木県	028-673-8785
千葉県	043-263-3893
千葉市	043-204-1583

注①
こちらの情報は2011年6月21日現在のものです。
注②
全国の精神保健福祉センターの最新情報については全国精神保健福祉センター長会HP（http://www.acplan.jp/mhwc/）をご参照ください。

こういった機関では、子どものストレスやメンタルヘルスだけでなく、大人のストレスやこころの相談にも対応しています。保護者だけでなく、保育士や教師等の支援者も、震災やその後の生活上のストレス、オーバーワークの影響を心身に受けていることでしょう。震災後何ヶ月経っても、気分が落ち着かない、元気が出てこない、子どもと共に過ごすのが辛いなどの症状が残ることは珍しくありません。

そんなときも、精神保健福祉センターでは相談に対応しています。必要に応じて、精神保健福祉センターでの面接相談や、地元の保健所や保健センターでの精神保健福祉相談を利用することもできます。こころの問題を、家族だけで、あるいは、学校や保育園だけで抱えこむと、悪循環を起こしてしまうことがあります。自分自身の不安や心配を専門機関で聴いてもらい、正確な情報提供や助言を得ることで、大人自身のこころの健康が保たれます。ぜひ、行政の行っているこころの健康相談を活用してください。

3 児童相談所や児童福祉窓口

児童相談所は、文字どおりゼロ歳から十八歳未満までの子どもの相談機関です。乳幼児の発達のアセスメントや、その後のフォロー、育児不安や養育困難を抱えた保護者の相談、多動や学習困難、不登校、非行、家庭内暴力への対応など、幅広い相談業務を専門の児童心理司や児童福祉司が担当します。また、必要に応じて小児科、児童精神科等の医療機関や、保育所、幼稚園、学校とも連絡を取り合いながら、総合的な相談支援を行っています。児童相談所には、医師（多くは非常勤）が配置されており、医学的なアセスメントも行われます。子どもの状態が医療の対象になるかどうかわかりにくい場合、あるいは、医療機関受診に抵抗がある場合などにも、相談利用をお勧めします。

児童相談所や児童福祉機関には、もう一つの重要な機能があります。それは、保護者が養育困難になったときのサポートです。市町村の児童福祉窓口では、各種手当の情報提供、保護者の体調不良時等におけるショートステイ、母子家庭に対する支援策等の情報提供や相談に対応しています。児童相談所においては、保護者が体調不良等で養育困難になったときの一時保護、あるいは、里親委託や施設措置などが行われます。もちろん、そのあいだに、子どものケアを行ったり、親子面会の調整等が続けられます。いよいよ養育が行き詰ってしまう前に、子どもを一時的に預けることは決して悪いことでもはずかしい

表2　震災孤児に対する経済的支援（概要）——両親とも死亡し、親族が養育する場合

	労災（遺族補償年金等）	年金		児童扶養手当	子ども手当	親族里親
		遺族基礎年金	遺族厚生年金			
支給要件等	労働者が、仕事中や通勤中に死亡した場合に、その子に支給 （18歳年度末まで）	国民年金・厚生年金の加入者等が死亡した場合に、その子に支給 （18歳年度末まで） ＊死亡した加入者が保険料納付要件（加入期間の2/3以上の保険料納付又は免除が必要）等を満たす必要あり	厚生年金の加入者等が死亡した場合に、その子に支給 （18歳年度末まで）	父母が死亡又は行方不明で、父母以外の者が子を養育する場合に、その養育者に支給 （18歳年度末まで） ＊子又は養育者が労災・年金受給、子が里親委託の場合、不支給	父母が死亡・行方不明などの場合、養育者（監護・生計維持）に支給 （15歳年度末まで） ＊里親の場合、子ども手当に代えて、同額を安心こども基金から支給	・3親等以内の親族であること（4親等以上は通常の養育里親） ・父母が死亡、行方不明等により子の養育が期待できないこと （原則18歳まで、20歳まで延長可）
支給主体	国（手続等は都道府県労働局又は労働基準監督署）	国（手続等は日本年金機構の年金事務所）		都道府県、市、福祉事務所設置町村	市町村	都道府県、指定都市、児童相談所設置市
支給額（23年度）	労働者の賃金に応じて異なる	月額65,741円	加入期間や報酬に応じて異なる	月額41,550円 ＊一定の年収（扶養親族2人の場合467.5万円）以上は支給停止	月額13,000円	一般生活費（食費、被服費等）として月額47,680円のほか、教育費等 （養育里親は更に里親手当（月額72,000円））
支給時期等	2月、4月、6月、8月、10月、12月の年6回、2か月分ずつ支給			4月、8月、12月の年3回、4か月分ずつ支給	2月、6月、10月の年3回、4か月分ずつ支給	毎月支給

厚生労働省　社会保障審議会社会的養護専門委員会 資料（厚生労働省 http://www.mhlw.go.jp/stf/shingi/2r98520000018h6g.html より 2011 年5月 25 日現在）

ことでもなく、親子ともに心身が回復し生活を立て直していくための、一つの選択肢や方法ととらえていただくとよいでしょう。

また、市町村の児童福祉窓口では、両親が亡くなった子ども（震災孤児）を親族が養育するにあたって、活用できる経済的支援（**表2**）についての情報提供を行っています。震災孤児の養育を親族で行われる場合には、長期的な子どもへのケアのみならず、養育する親族へのサポートも必要と思われます。こんなときに有効なのが親族里親制度です。一般生活費や教育費等が自治体から支払われるほかに、子どもへのケアや、養育者である親族里親への支援やケアも利用することができます（親族里親として認定されなくても支援やケアを利用することはできます）。親が亡くなった場合でなくても、たとえば、親が病気等のため養育が困難となり親族に養育をお願いする場合も、親族里親制度を使うことができます。ただし、親族里親は三親等以内の親族になります（祖父母や、おじおば等）。四親等になりますと養育里親制度を活用することになります。

親族里親制度について、詳しくは各都道府県の児童相談所（児童相談所全国共通ダイヤル：0570-064-000）にお問い合わせください。

CASE 20

突然の死を家族に告げるとき

柳田多美【大正大学人間学部】

はじめに

ここでは、家族を突然の災害で亡くした子どもに対し、どのように「死」を告げるかを述べていきます。大切な家族が亡くなったと子どもに伝えることは、誰にとってもこころ痛むことですが、そのときから子どもへのケアははじまっています。伝え方によっては、その後の悲嘆やトラウマ反応に影響を及ぼすといわれます。告知をする人は、子どもに余計なショックを与えないように配慮することができるのです。

特別な伝え方があるわけではありませんが、**表1**に挙げた点が告知の際に子どもに伝わるとよいでしょう。

以下は、死の告知の基本的事柄の具体例です。ここでは、同居していた家族が災害で行方不明になったが、遺体が確認され、死の概念が未確立とされる十二歳未満の子どもにその事実を告げる必要がある、という場面を想定しています。また、行方不明のまま死亡宣告を受けるなどし、一つの区切りを家族でつけるときもこのような告知が必要となるでしょう。

表1　子どもに告知で伝えるべきこと

事実関係	●家族が確かに「亡くなった」という事実。 ●「なぜ」亡くなったのか、「どう」確認されたのかという死の経緯。 ●（年齢が幼い子では）「亡くなった」という状態が意味すること。 （例：亡くなった人は生き返らない、亡くなると身体は機能しない） ●これから何をして何が起こるのか。（例：遺体との対面、葬儀への参列）
子どもへのメッセージ	●どんな反応をしても「おかしい」ことはなく、批判されるものではないこと。 ●何をするか「選ぶ」ことができるということ。（例：葬儀に出るか・出ないか） ●「死」に関して話したいときや疑問があるときには周囲の大人と話せること。

❶ どのようなかたちで告げるか

重大な事柄ほど、子どもには理解できないだろうと大人は考え、伝えないものです。しかし、家族の死については、子どものためだけに説明する時間を設け、直接伝えるようにしましょう。これから起こることを何も告げられぬまま、大人向けの説明や告知を傍らで聞き、漠然と子どもが死を知ることはできるだけ避けます。

そうせざるを得なかった場合は、そのあとで子どもと養育している人とで落ち着いて話をする時間をつくりましょう。子どもが信頼できる養育者から伝えるか、場合によっては養育者が付き添い、遺体確認にかかわる人から説明を一緒に受けることが負担の少ない告知と考えられます。親が亡くなった場合には、その後、養育をおもに担う大人が告知することが望ましいでしょう。

大人も死を告知されれば悲しみで取り乱し、混乱することが当然あります。また、遺体との対面は強い情動をもたらすものです。通常であれば、養育者が子どもの前で悲しみをみせることは、そのような感情は表わしてよいのだ、というメッセージになります。それがこれからはじまる悲嘆にどうやって対処するかを、子どもに教えることになるのです。

しかし、あまりに激しい感情の混乱を目にすると、自分の感情は抑えて大人を慰めようとする子どももいます。そのため、可能なら告知をする大人は事前に説明を受けたり、遺体との対面を済ませ、気持ちを少し落ち着ける時間を持ってから子どもと話すほうが安全です。

自分だけではとても子どもに告げられないと思うならば、信頼できる他の大人に手助けを求めて、付き添ってもらってください。繰り返しになりますが、これは誰にとってもこころ痛むつらい作業です。手助けを求めることは決しておかしなことではありません。

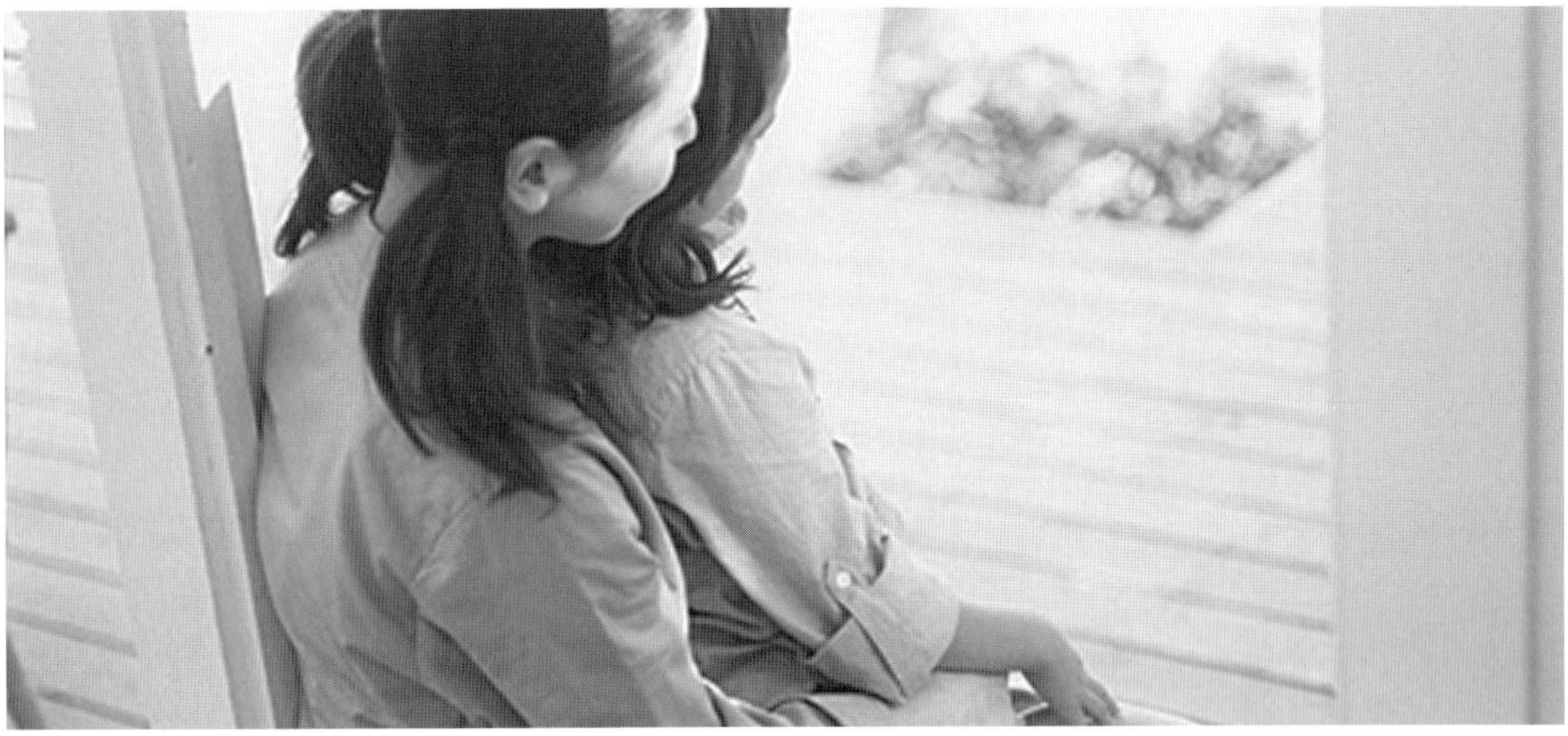

❷ 何を告げるか

これから行方不明の家族に関して大切な話をするのだと伝えた上で、どこで発見され、どんな手順で家族本人だと確認されたのか、亡くなった原因は何だと考えられるかを、できるだけ伝えましょう。最後に生存が目撃された場所がどこだったのか、といった情報も大切でしょう。

その上で、「亡くなった」「死んでしまった」といった表現ではっきり「死」を伝えるようにします。「遠いところに行った」「もう会えない」といったぼやかした表現だけで伝えることは、子どもを混乱させます。まだ生きていると期待したり、「こんなに会いたいのに帰ってきてくれないのは自分が嫌いなのか」と、ときに誤解をするからです。

はっきりと「死」を伝え、「死」の概念が曖昧な子どもには、その意味することは二度と一緒にご飯を食べたり、寝たり、話をしたりはできないことなのだ、と理解できるよう手伝います。亡くなった人は苦痛のない世界に今はいる、こころの中で話しかければこちらには様子がわからないがちゃんと伝わっているなど、説明をする人の抱く死後の世界のイメージを子どもに話しても構いません。親などの養育者を亡くし、これからの生活に不安を抱いているようだったら、伝えられる範囲で今後の生活場所などについても見通しを伝えてください。

また、遺体の損傷が激しく子どもには会わせないことを選択される場合もあると考えられます。大人でもショックが大きい状況であったなら、そこから子どもを守ることは必要な判断でしょう。

しかし、そのような場合、子どもが家族の死を現実として感じにくくなるという問題があります。お棺の上に花を置く、遺影や発見された場所にお参りするなど、対面に代わる儀式ができるよう手伝ってください。亡くなった人が身につけていた装飾品や写真など、その人を思い出せる品物を渡すことも役立つでしょう。

また、葬儀に出るか、火葬場まで一緒に行くかなど、子どもに選ぶ余地があるその後の行動は、事前に内容を告げた上で選ばせるようにしてください。このときに大切なのは、どのような選択であっても尊重されることです。

3 告知後のケア

告げられた話を子どもがどこまで理解しているか、次の三点について必ず確認するようにしてください。

① どのように理解しているか。

② 何がわかっていないのか。

③ どんな疑問があるのか。

年齢が低い子どもほど自分に関連づけた思考をするので、自分が悪かったのではなどと、思いがけない誤解や不安を持つことがあります。それに対しては正しい理解を伝え、疑問に答えてください。

この時点では、家族の死に対しての自分の感情をどう定義し、どう表現したらよいかわからない子どもも珍しくありません。そのため、こちらの問いに答えなかったり、知らん顔をすることもあるでしょう。そのときは無理に話をさせる必要はありません。

しかし、どのような反応であっても批判されないこと、また死に関することはタブーではなくこれからも大人と話せることなのだ、ということは確認の過程で子どもに伝わるはずです。

泣く、怒るといった反応が起きたときは、危険が誰かに及ぶことさえなければ、落ち着くまで側にいて見守っていてください。そっと手を握ったり、背中をさすったりするなど、その場でふさわしいと思われる身体的な慰めも是非してください。

悲しみに「正しい」表現はありません。「しっかりしなくては」「泣いたら亡くなった人が悲しむ」などというように励ますことは、子どもの素直な反応を止めてしまうのでやめましょう。

[参考文献]
柳田多美「死をどうやって伝えるか」藤森和美編著『学校の安全と子どもの心の危機管理』一五一-一六二頁、誠信書房、二〇〇九年

CASE 21

子どもを亡くした遺族の悲しみ

白井明美
【国際医療福祉大学大学院】

はじめに

ここでは子どもを亡くした遺族の、とくに親の悲しみについて概説します。

東日本大震災では、津波による被害も甚大で、多様な年代の人びとの死や、家屋倒壊、失業や解雇等の重層的な喪失が生じました。地震と津波の発生が日中で、親子が離れている時間帯であり、祖父母等が保育園や学校への出迎え中に津波に遭った例や、学校敷地に津波が押し寄せた場所もありました。

発生時に一緒にいられなかったことで、自責感を持つ親もいました。離れた場所で被災し、自分は生還したが家族を守れなかった、一緒にいられなかったという気持ちは、特有の自責の念（生存者罪責感）として長期間遺族を苦しめます。小さな子どもが突然亡くなることは、親にとってはこれまで育ててきた過去、将来にはせる希望のすべてを喪ったという絶望感や、親としての役割の喪失も生じます。

❶遺族に特有の心理とは

死別を経験することは、それまで自分が前提としてきた世の中の価値観や世代観、倫理観を覆すことであるといわれています。親密な人が亡くなったことによる特有の心理的、身体的反応は「悲嘆（grief：グリーフ）」と呼ばれています。歩みの順序や期間には個人差がありますが、死別後ある程度の期間は悲しみに浸った状態が続き、次第に回復に向かっていくのが一般的です。

直後は衝撃が強く喪失を信じられない気持ち、怒りや悲しみ等で、感情が麻痺した状態が続きます。そして次第に、もういないはずの故人を追い求め、探し回りますが、その望みはかなわないことを実感し、混乱と絶望の時期が訪れます。その後、ようやく故人を内面に新しい形で位置づける、という経過があるといわれています。

しかし、災害や事件事故等の突然死に遭遇した遺族は、災害そのものへの恐怖や脅威の感情が緩和され、そのあとになって悲嘆の回復が進むことが報告されています。その点では、まずは生活基盤が安全で安心できることをある程度実感できるようになってから、子どもの死別についてじっくり考えていく流れになると考えられます。住居の安定や、きょうだいの転校、復職などが落ち着いてからということを考えると、悲しみをしっかり意識できるようになるまでには相応の時間が必要になるといえます。

つぎに、心理的支援の方向性としては、悲

嘆の過程が進み、現在の生活に適応していけるよう援助することが基本です。

　それは、亡くなった人がいないことに向き合い、どう受け入れるかという「喪失への適応」と、これからの人生にどう向かうかという「回復への適応」の両方を行きつ戻りつしながら回復する方向へ向かう動きだといえます。その中では、子どもと共に生きてきた時間の中で、その子がいたことで得たこと、知ったこと、よいところを再認識していく作業も含まれるでしょう。

2 支援に際して

　まずは、体験の重さは人によって違うことを前提に、語りたいことをその人のペースで十分話せる場所を提供することが必要です。あらためて、亡くした子どもの話をするのは緊張するものです。食事や、作業、仕事をしながらなど、一緒にできることをする中で、自然に出てくる話題についていく柔軟な姿勢が求められます。元気だったころの子どものこと、子どもと一緒に暮らした日々のことなどを繰り返し話せる場を維持していくことが必要でしょう。

　よくみられる問題点として、遺族が触れてほしくないだろうからと支援者が慮って、亡くなった子どもの話題をあえて避けようとすることがあります。ともすると、遺族としては触れてくれないことに寂しさや孤独を感じる場合もあります。自然な流れで話に出てきたときに、表出された気持ちを支援者が受けとめることはむしろ大事なことで、控えめに、でも恐れずに話題を共有することが必要です。

　また、遺族の中には、自分が元気になったり、笑ったりすることが子どもに対して申し訳ないと感じ、回復にブレーキをかけてしまう人もいます。こうした罪悪感を簡単に減じるのは難しいのですが、いま穏やかに暮らすことが亡くした子どもを軽んじることにはならないことは理解したい点です。

　一方、他の生きている子どもや、親への羨望、嫉妬、怒りなどのネガティブな感情を持つことに周囲が理解を寄せることも欠かせません。入学式、卒業式などさまざまな季節の節目に、子どもの不在が身にしみる中で、地域での他の子どもの様子を聞くにつけ悲しみが強くなることも多いでしょう。そうしたことは、同年代の子どもを持つ近所の人には話せないが、少し離れた地域や年代、立場の人になら、ふとしたときにこぼせることがあるかもしれません。支援をする立場としては、遺族の持つ強い陰性感情にも辛抱強く耳を傾ける耐性を持つことが求められます。

　追悼の儀式を行うことや、子どもの生きてきた証を表現する（文章や芸術創作などを発表する）ように、遺族が亡くなった子どものためにしたいことを、周囲が一緒に手伝う作業は、回復のための小さな一歩につながります。

　また、父親と母親では悲しみの表現の仕方が違うことにも注意が必要です。女性は、悲しみを言語化し他者とわかち合うことを好むのに対し、男性はぐっとこころに秘めて仕事に没頭し、深酒などをすることで苦痛を和らげる場合が少なくありません。ここには、日本の男性社会では、感情を表出しないよう求められるという文化的背景も影響していると思われます。夫婦間でも、回復にいたる道筋が異なることに理解を示し、ときには支援者がその仲介を取りもつことも必要になるでしょう。

　さらに、悲しみの回復には長い時間がかかることを周囲が理解することも大事です。数年過ぎたら大丈夫というものではなく、これから何十年たっても、亡くした子どもを思うときには基本的には深い悲しみを伴うのが普通です。しかし、多くの遺族の方は、亡くなってしまった初期のように、始終子どものことが頭から離れず、何をみても子どもに結びつけてしまう、そのうちふっと帰ってくるような気持ちになる等の胸を締めつけるよう

表１　悲嘆の経過が進んでいないケース

１　強い怒り、復讐心などの強烈な感情が長期間続いている場合

医療・警察・学校関係者に対して事実の究明や謝罪を強く求める場合がみられます。心理的には死別直後のショック時期にとどまっている状態で、慢性的に疲労感が強く、周囲から孤立してしまうことも少なくありません。

２　感情が麻痺している、回避している場合

悲しめないことが、この問題の背景にはあると考えられます。墓参に行けない、子どもの写真や学用品をみることができない等の場合は、喪失そのもの、または喪失を意識したときの自分の悲しみに直面できないといった心理の反映であると考えられます。

３　過剰に自分を酷使している場合

仕事をしすぎたり、家族の安全に過敏になる人の内心には、自分が楽になってはいけない、何かしていないと落ち着かないという自責感、罪悪感が強くあることが考えられます。

な苦痛の感情は、だんだん少なくなるとされています。

　親年代の遺族は、遺された子どもの養育や祖父母の介護等の課題に忙殺され、自分に目を向ける余裕がないことが多いですが、悲嘆の回復のために、信じられる人に自身の胸のうちをじっくり打ち明ける時間を持つことも大切なことです。

３ 専門家との連携が必要な場合

体重が急激に減って、不眠が長期間続いている、自殺の危険が高いなど、身体健康の問題が大きい人、抑うつ症状が非常に強い人に関しては、本人だけでなく家族の理解を得ながら医療機関との連携が必要になります。

　つぎに、**表１**にあるように、支援者からみて悲嘆の経過が進んでいないと感じられる人にも注意が必要です。

　このような人たちは、喪失を受け入れられない状況で死別に関連する感情に圧倒され、過剰に接近したり、必要以上に距離を取ったりする状況にあるといえます。こうした場合も、臨床心理士等との連携が役立つことがあります。

　死亡直後は、専門的な治療や心理療法をすすめても本人が受け入れないこともありますが、養護教諭や担任、保健師など身近な支援者とのかかわりが継続する中で、徐々に気持ちの整理が進み、生活の安定が図られたあと、考えてみたくなるときが来る場合もあります。そのときが連携ができるチャンスなのですが、いきなり身近な支援者が手を引いてしまうのでなく、時機をみて経過を尋ねるなどのフォローが並行されるとよいでしょう。

［参考文献］

白井明美／小西聖子『「悲しみ」の後遺症をケアする――グリーフケア・トラウマケア入門』角川学芸出版、二〇〇八年
白井明美「遺族のメンタルヘルスとその対応」小西聖子編『犯罪被害者のメンタルヘルス』一二一－一四一頁、誠信書房、二〇〇八年

CASE 22

子どもの悲嘆反応

伊藤正哉
［国立精神・神経医療研究センター
成人精神保健研究部］

表1　死別や喪失を体験した子どもにみられる心身の反応

1　強い悲しみ・さみしさ／亡くした人を探し求める

○悲しむ／さみしさをおぼえる／泣きじゃくる
○亡くなった人を探し求める／再会を待ち続ける
○亡くなった人を理想化する（例：「お父さんは無敵だ、不死身だ」）

2　死の否定／強い動揺や麻痺

○死を否定する／無関心を示す／何事もないかのようにふるまう
○安らぎやなぐさめを拒否する／友達と遊ばなくなる
○きもちや涙をみせない／感情表現が乏しくなる
○おちつかない／自分や他の人びとに対して怒る／攻撃的になる
○ちょっとしたことでも不安を示す／おびえるようになる（夜など）
○退行／赤ちゃん返り・幼児返り（おねしょ、指しゃぶり、そばから離れない）

3　子どもなりの空想や自責／遊びを通した表現

○災害や死別について何度もくり返し質問してくる
「大好きな人はみんな死んじゃうの？」「自分も死ぬの？」
「僕がいけなかったの？」「僕が死ねって言ったからだ」
「誰が面倒みてくれるの？」「死んでお母さんのところに行きたい」
○ごっこ遊びやお絵かきの中で悲しみのテーマが表現される

4　からだや生活の不調

○生理的なリズム（眠り、食事、トイレの習慣）が乱れる
○腹痛や頭痛、だるさを訴える
○勉強や遊びに集中できなくなる／学力が下がる
注）死別後にはトラウマの反応もよくみられます（CASE09 参照）。

1 さまざまな悲嘆反応

いつも一緒にいて安心し信頼していた人物を亡くすと、子どもは悲嘆と呼ばれるさみしくつらい気持ちに苦しむことになります。しかし、何事もなかったように過ごし、死別を全く理解していないかのようにみえる子どももいます。一人ひとり、子どもが示す悲嘆反応はさまざまなので、それに気づいてあげることがまず大切な援助になります。

表1に、子どものさまざまな悲嘆反応を挙げます。ここに挙げた反応が、全ての子どもにあらわれるわけではありません。子どもによっては一部の反応がとても強いことがありますし、時間経過によってもあらわれる反応が異なります。

悲嘆反応を理解する鍵は、愛着という概念

表2　子どもの悲しみを深く、難しくする要因

1　失ったものの大きさやトラウマ性
○亡くなった人との愛着・愛情が強かった／唯一の安心できる人だった。
○他の喪失（家族、友人、ペット、家屋、学校）が重なった。
○以前に同じような災害や死別を経験した。
○悲惨な光景を見た／本人も負傷したり致命的な状況におかれたりした。
○死や別れを思い出させるきっかけが多くある。
2　現在の家庭・生活
○生活や気持ちを支えてくれる人がいない。
○日常的にくり返し取り組めるような活動がない。
○死のとらえ方や受けとめ方について家族のあいだでギャップがある。
注）：話したがらない人、悲しみ続ける人などさまざまな反応があります。
○死別後にできなくなったことや行動の変化が大きい。
○家庭内の役割変化がある（例：亡くなった親に代わって家庭を支える）。

です。愛着の対象とは、心身ともにつらい状況におかれたときに、安心や落ち着きを得るために立ち帰れる対象のことを指します。子どもにとっての安心できる基地、それが愛着です。そのため、とくに親を亡くした場合には、安全な心の拠り所を失うことの喪失感と寄る辺のなさが強くなります。

身近な人の喪失を体験すると、それまでは意識することがなかった「死」に直面することとなり、子どもは自分や周りの人も死んでしまうのではないかと怯えることがあります。死の概念を理解できない場合には、言葉にならない恐怖を感じ、からだや生活の不調に表われることがあります。

子どもの悲嘆は様々なあらわれ方をするために、対応が難しく感じることもあります。しかし、周りの大人から安心感や支えを得られることで、多くの子どもは自然に喪失との折り合いをつけていきます（CASE23参照）。

❷悲しみを理解するために

さまざまな悲しみの表出に気を配り、とくに注意が必要な子どもを見定めます。**表2**に挙げるポイントを参考にして、その子どもの悲しみの深さや、その意味を理解してあげて

表3　子どもの発達段階別にみた死別の理解や反応　注：こうした反応には個人差があります。

幼児	３～５歳以下は生死の概念が未分化。死の最終性（もう生き返らないこと）は理解できず、故人はどこかで生きていて、戻ってくると思っている。故人が生きているかのように振る舞ったり、質問してきたりする。故人が自分を見捨てて去っていったと誤解する。
小学生	６～８歳以降で大人と同様の死の概念（死者はもう生き返らない、亡くなった人はもう苦しんではいない、誰もがいずれ死ぬということ）が理解できる。死を理解しはじめる時期であるため、死を受け容れる葛藤をもちやすい。死を罰とみなしたり、死に対して罪悪感を感じやすい。とくに、４～７歳くらいでは、子ども特有のマジカル・シンキングという思考形式によって、自分が悪いことを考えたから死別が起こったと思って自責感に苦しむことがある。また、死の概念を理解していない子どもは、故人が棺の中で風邪を引かないか、お腹を空いていないかなどと心配することもある。
中高生	死を抽象化してとらえられる。死別を契機として、生死・宗教・儀式・スピリチュアリティについて幅広い問いを抱くようになる（「生きている意味はなんだろう、なぜ死ぬのだろう」）。また、自分が生きていることに罪悪感を抱いたり、死別を体験していない他の子どもとの違いに悩むこともある。家族の支えとなれる年齢であるため、大人扱いされることがあり、まわりに悲しみを見せられなくなることがある。強くつらい感情を否定したり、状況を見ないようにして、思春期特有の非行（ケンカ、喫煙、孤立）としてあらわれることがある

ください。

死の受けとめ方やその影響は、子どもの抽象的な思考能力の発達段階によって変わってきます（**表3**）。とくに、抽象能力が発達していない子どもは、子ども特有の思考や空想によって強い自責感を覚えることがあります。

子どもは成長していく中で、生死や人生についての理解や経験を深めます。そのたび、子どもは自分にとっての喪失の意味を見つめ直します。子どもにとって、喪失の体験は生涯にわたってそのときどきでとらえ直され、影響を与えられるものでもあります。

また、故人を思い出させるような日や時期（命日、故人や自分の誕生日、記念日、年末年始など）には、とくに悲嘆の反応が強くなることがあるため、注意が必要です。

［参考文献］

ションフェルド・デビッド／カッケンブッシュ・マーシャ著、加茂登志子／中島聡美監訳『大切な人を失った後に――子どもの悲嘆とケア　子どもを支える親と大人のためのガイドブック』New York Life Foundation、二〇〇九年

リンダ・エスピー著、細谷亮太監修、下稲葉かおり訳『私たちの先生は子どもたち！――子どもの「悲嘆」をサポートする本』青海社、二〇〇五年

CASE 23

子どもの悲嘆のケア

中島聡美
［国立精神・神経医療研究センター 成人精神保健研究部］

❶はじめに

災害では、多くの子どもたちが家族や、友人、学校の先生など大切な人を失います。これらの人びとは、これまで子どもたちに愛情、安心や安全、日々の希望に満ちた生活をもたらしてきました。このような対象を失った子どもは強い衝撃を受け、深い悲嘆を感じます。

子どもが悲嘆に向き合い、回復していくためには周囲の理解や手助けが必要です。しかし、子どもは、なかなか自分から助けを求めようとしません。周囲の大人は、子どもの様子を見守り、理解し、必要なときに手を差し伸べることが大切です。

❷子どもの悲嘆のケアの基本方針

①子どもが安心できる人間関係を構築し、日常生活や学校生活に取り組めるよう支援します。

②子どもの悲嘆反応が発達段階や個人の状態によって異なることを理解し、個々の子どもの状態にあわせたケアを提供します。

③子どもの喪失に対する回復力を尊重し、自然な悲嘆の経過にある場合には、まず寄り添い、気持ちに耳を傾け、相談にのるなど、子どもが対処するのを助けます。

④子どもの全体的な状態（心身の状態、生活状況、保護者の状態や学校適応など）を把握し、必要に応じて専門家に相談します。

❸初期のケア

❶安心と安全を提供する

最も重要なことは、子どもが信頼できる大人（多くの場合は養育者）と結びついて、安心感を得られることです。大人は、子どもの不安に耳を傾けます。そして、自分が子どもを守ってあげること、子どもが成長するまで健康で長生きするつもりだということを伝えます。しかし、養育者自身も悲嘆にくれていたり、子どもにどのように対応したらよいのかわからず不安を感じたりしている場合もあります。学校の先生や専門家は、養育者の不安に対応し、支えることが重要です。

❷死を理解できるように助ける

多くの場合、子どもは周囲の状況から何かが起こったことは理解していますが、はっきりとはわかっていません。悲嘆のプロセスを進めるためには、子ども自身が死を理解することが大切です。死を伝えるときには、以下の点に注意します。

①その子どもがよく知っていて信頼している大人（親・親戚など）が、死について伝えます（子どもの知らない親戚や行政の人などが伝える場合には、子どもがよく知っている大人が付き添う）。

②簡潔にわかりやすい言葉で、率直に亡くなったことを伝えます（「お母さんは遠くの星に行っちゃったんだよ」などの比喩的表現はかえって誤解をまねきます）。

③死がどのようなものであるかを説明します（死者はよみがえらないこと、体の機能が停止してしまうこと、すべての人に訪れるものであること、死因があること）。

④子どもの理解を確認し、疑問や不安にできるだけ答えます。

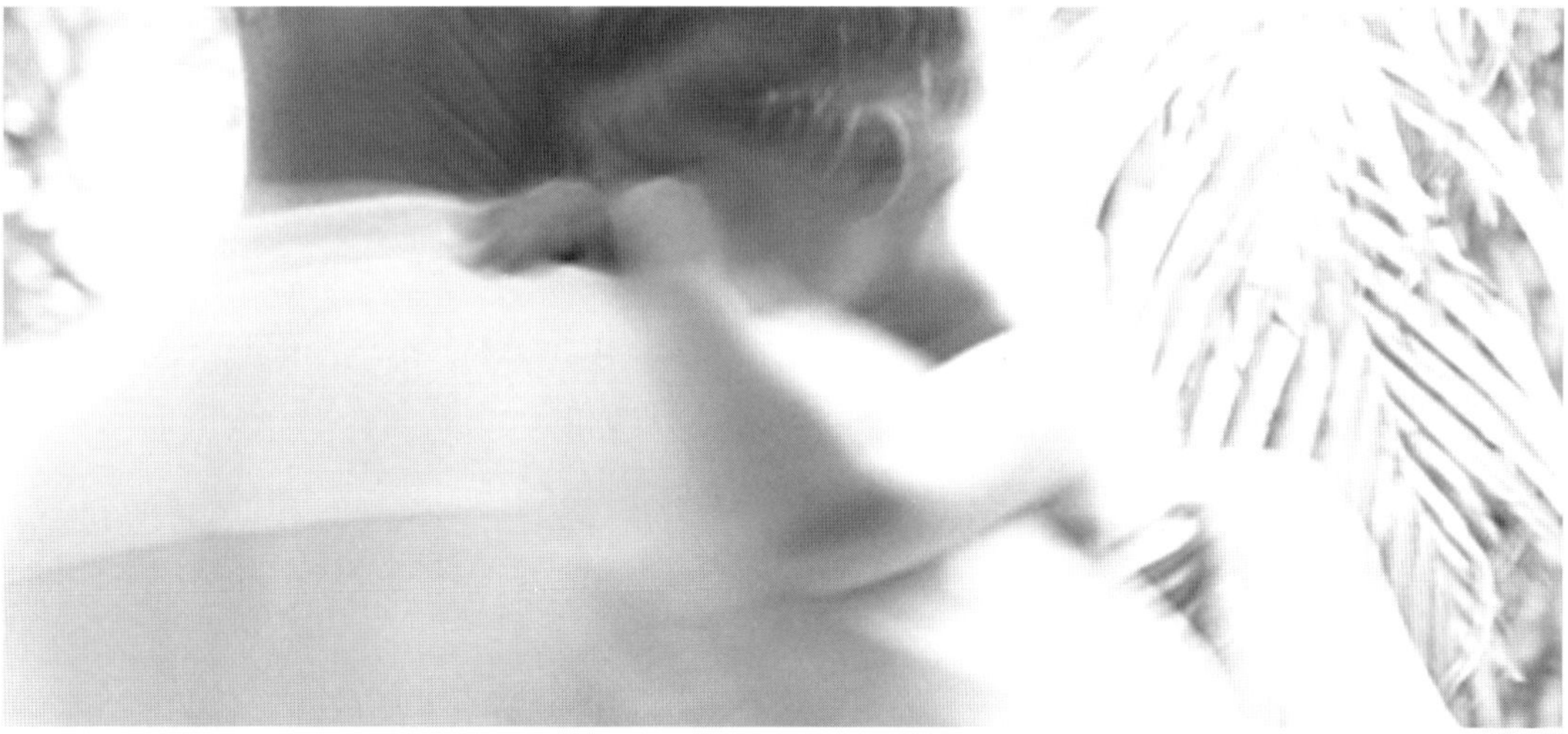

⑤葬式やお通夜は、参加できるようなら参加させたほうがよいですが、嫌がるときには無理に参加させないようにします。子どもが弔うことのできる儀式（写真を飾って祈るなど）が、悲嘆から回復する上で助けになることが多いようです。

❸日常生活を支える

①子どもが日常生活や学校生活に早く戻り、それなりの規則正しさで生活を続けられるようにします。とくに、運動や遊びは子どもの心身をほぐす上で大切です。そのような場をつくりましょう。

②子どもが以前から取り組んでいる日課やお手伝いがあれば、それを継続してやってもらいます。

❹子どもの不安や罪悪感、怒りに対応する

①子どもに無理に話させたり、たまった感情を出させることはしないようにします。子どもが一人になりたいときには、それを尊重します。しかし、辛いときにはいつでも話を聴いたり、側にいてあげられることを伝えましょう。

②子どもの罪悪感や自責の念（自分が悪かったから大切な人が死んだ、助けられなかった、自分だけ生き残った、生きているときにもっと良くしてあげればよかったなど）に対しては、辛いことがあると人は自分を責めることがあるということと、子どもに責任はないということを伝えてあげましょう。

③子どもが怒りを感じるときに、周囲の人にぶつけたり、危険で衝動的な行動をすることがあります。怒りの気持ちがあることは正常であることを認めますが、そのような行動をとることは良くないということを伝えます。代わりに気持ちを言葉や、運動、絵を描くなどで表現できるようにします。

④外傷体験を想起させるような刺激にさらさないようにします。テレビでながされる悲惨な震災の映像はみせないようにし、子どものいるところで他の大人が悲惨な体験の話をすることがないように気をつけましょう。

⑤死別にかかわる話や追悼行事などについては、事前にどういうことを行うか説明し無理に参加しなくてもよいことを伝えます。参加した場合には、子どもの反応をフォローしましょう。

表1　児童思春期の精神科医師や心理学の専門家・児童相談所への相談が必要なケース

子どもの悲嘆反応の多くは正常な反応ですが、
以下にあげるような症状や行動が続いているときには、専門家に相談してください。

1 不眠や、食欲がない、周囲のことや遊びなど日常生活に関心がない状態が続いている。

2 一人でいることを恐れたり、震災関連の恐怖や退行的な行動が続いている。

3 亡くなった人のことを追い求めたり、真似をすることが続いている。

4 亡くなった人のところへ行きたいと言うことが続いたり、自傷行為や自殺をほのめかす言動がある。

5 学校の成績が急に下がってきたり、学校へ行きたがらなくなる。

4 長期的なケア

時間の経過とともに、子どもは死の事実に向き合い、強く悲しみ、一時的に元気がなくなったり、引きこもりがちになったりしますが、それは悲嘆の自然な過程である場合が多いです。子どもが自分の悲しみを表現し、受け入れ、そして次第に自分なりの目標を持って生活できるように支えることが大切です。

❶子どもの悲しみ（悲嘆）を支える

子どもにわかる言葉で、大切な人を失ったあとに悲しみが続くことは当然であることや、気持ちを表現してよいことを伝えます。また、子どもの話に耳を傾け、気持ちを受けとめます。

❷亡くなった人の思い出をこころにとどめる

①子どもが亡くなった人のことを身近な人と共有できるように、亡くなった人との思い出を話したり、アルバムを一緒にみたりします。

②亡くなった人との思い出の宝箱をつくったり、手紙を書いたりします。

③右のような作業は悲しみや辛さを呼び起こします。無理にさせることはありません。自然に亡くなった人のことを話題にし、とても大切な存在であって今もこころの中の支えであることに気づいてもらいます。

④子どもには、亡くなった人のことについていつでも話していいし、どう考えているのか聞いてもいいことを伝えます。まわりの大人がどのように死別に対処し、亡くなった人について話をするのかをみて、子どもは亡くなった人をこころの中に留める方法や、死別への対処を学びます。

❸悲嘆が強くなるきっかけを予測し準備する

命日やクリスマスや正月など家族の集う日、追悼行事、亡くなった人の誕生日などのときには悲嘆が強くなります。あらかじめどのように過ごし、対応するか話し合って備えておきます。

❹現在の人間関係を大切にする

現在、子どもを支えている大人や友人との関係を深め、大切にできるように支えます。

❺学校での対応

学校は子どもの生活の中で大きな役割を果たしています。悲嘆が強くなる時期や困難なとき（命日など）には、子どもは学業に専念できなくなり、学校生活がうまくできないことがあります。

①学校の先生に、子どもが悲嘆にくれていることを理解してもらうことが必要です。保護者が学校の先生と話し合うのがよいでしょう。

②学校は、子どもが悲嘆の状態にあることを理解し、支援することが必要です。一時的に学業の負担を軽減したり、個別に生徒をみることが助けになることがあります。

③子どもが学校で不安を抱えているときに、養護の先生やスクールカウンセラーに相談できるようにします。

④子どもにとって困難なときや状況（命日や震災の日、父の日や母の日、学校行事など）があることを理解し、参加について子どもや保護者と相談し、付き添ったり、無理に参加させないなどの配慮が必要です。

［参考文献］

Schonfeld DJ & Quackenbush M : *After a Loved One Dies - How Children Grieve. And how parents and other adults can support them.* New York Life Foundation, 2009.

子どものこころの診療中央拠点病院（国立成育医療研究センター　こころの診療部）作成「親を亡くした子どもへの対応」（ＰＤＦファイルにてＷｅｂ閲覧可能：http://kokoro.ncchd.go.jp/uploads/to_child.pdf）

CASE 24

養育者が精神的病気になったとき

前田正治［久留米大学医学部］

はじめに

災害後、子どもはもちろんのことですが、成人もまた、さまざまな深刻な心理的ストレスにさらされることになります。親しい人や家屋、財産を失ったり、あるいは収入が断たれ生活の見通しがまったく立たなくなったりしてしまうこともあります。

子どもを抱えている養育者の場合は、こういった状況にくわえて、子どもを保護し守らなければならないという大きな責任が伴います。災害の急性期であれば、子どものために頑張らなければならないという気持ちで急場をしのぐこともできますが、以上のような不安的な状態が長く続くと、次第に疲弊し、心身の不調が顕在化してきます。

その結果として親や親せき、その他の養育者が精神的な病気になることはまったくめずらしいことではありません。身体的な疾患にくわえて、外傷性ストレス障害（ＰＴＳＤ）やうつ病をはじめとするさまざまな精神障害が養育者にも出現してきます。

図１には、養育者に降りかかるさまざまなストレス因子と、その結果もたらされるかもしれない精神医学的問題をあげています。もちろんこうした問題は、直接子どもの健康状態に多大な影響を与え、子どもの育児困難、あるいは養育困難を招いてしまいます。

① PTSD

震災による直接的な恐怖体験から、さまざまな生活上の困難が養育者に引き起こされます。絶え間ない不安感と恐怖反応が被災者を襲い、安心感が得られなくなることがあります。当初はいらいらや不眠といった症状が生じますが、長期化するとうつ状態やアルコール乱用といった二次的な問題が引き起こされます。

② 悲嘆反応

親しい人を失った体験、あるいは財産や家屋、土地やコミュニティといったその人の存在に密接にかかわってきたものを一挙に失うと、悲哀感や絶望感をはじめさまざまな感情が段階的に養育者を襲い、大きな悲嘆反応が引き起こされます（ＣＡＳＥ22、ＣＡＳＥ23参照）。

ここで問題なのは、以下に紹介するうつ病を引き起こしてしまう可能性があることです。

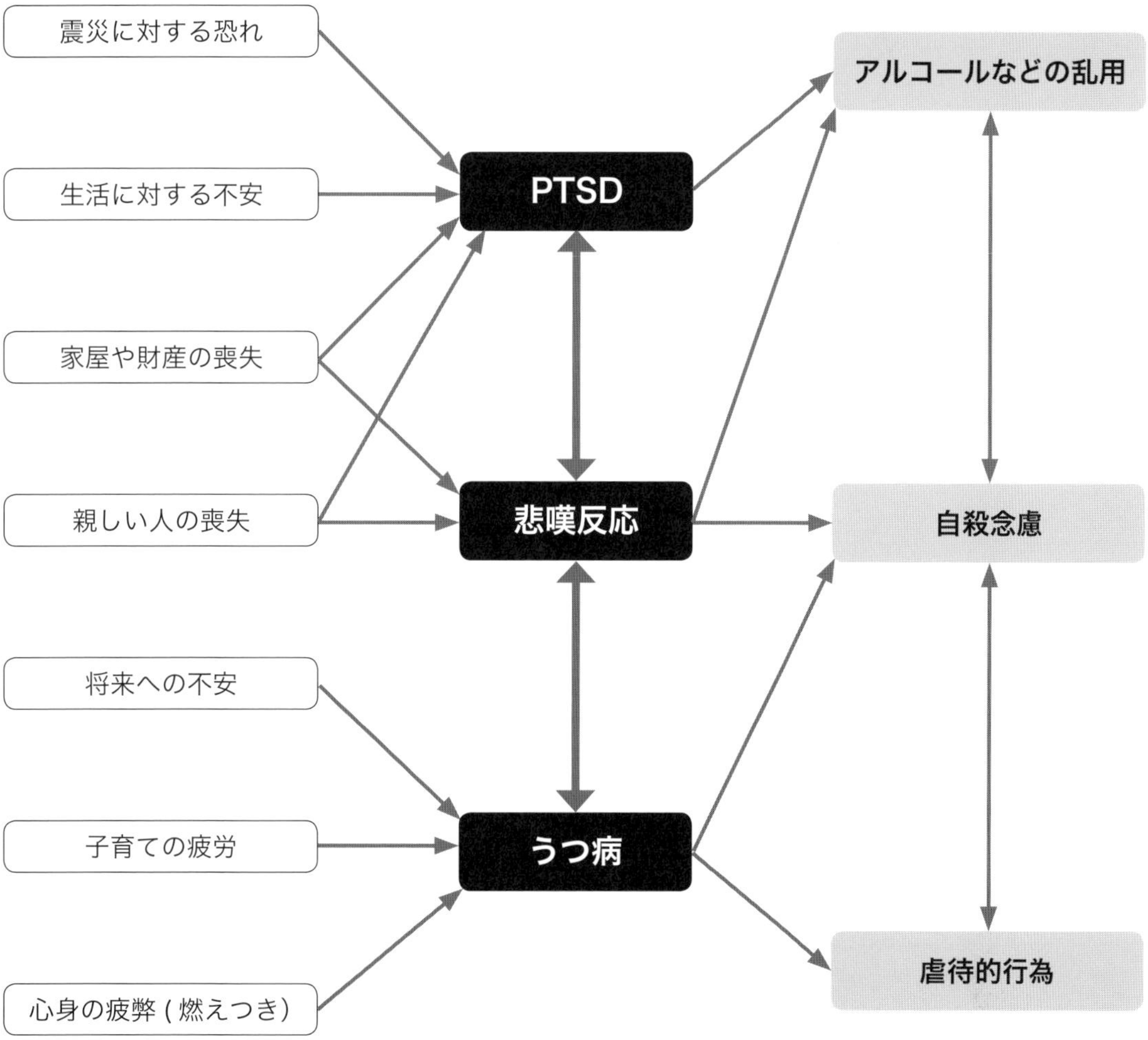

図1　養育者にみられる心理的ストレス因子

❸ うつ病

うつ病になると、慢性的に続く気分不良や意欲低下、疲れやすさといった症状があらわれます。決断力や判断力も鈍り、何事も悪い方向へ考えるようになってしまいます。眠れない、あるいは眠ってもすぐに覚醒するといった睡眠障害や慢性の頭痛、腹痛、めまいなどの身体症状も多くみられます。もっとも注意すべきは将来に希望が持てなくなり、自殺願望（自殺念慮）があらわれることです。

これらの問題の多くは、子どもの養育に重大な影響を及ぼしてきます。

親は子どもの些細な挙動にいらいらし、それまでは我慢できていたことでもすぐに過剰な反応をしてしまうようになります。ときには、度を越したしつけ、虐待といった行動におよぶ可能性もあります。親自身もそのような自分の反応を情けなく思い、自責感が強まってきます。すなわち親としての自信を喪失していくのです。その結果、いよいよ養育に余裕を失うといった悪循環が生じてしまいます。

4 養育者が注意すべきこと

では、どうすべきでしょうか。以下に養育者が注意すべきことを記載しておきます。援助者としてかかわる場合は、以下のことを養育者に伝えてください。

❶よく眠ること

まずはよく眠ることがもっとも大切です。上記の問題のほとんどは睡眠障害をもたらします。その結果、ますます疲弊感が強まるといった悪循環が生じてしまいます。

ただし眠るといっても、アルコールの力をかりて眠るのは避けましょう。睡眠導入剤などの精神科の薬（向精神薬）は適切に使用すればきわめて安全です。さまざまなタイプの薬がありますので、不眠が生じたらあまり躊躇せず服用してみましょう。

❷子どもと離れてみる

可能ならば、少し子どもと離れてみましょう。これもまた重要な対処法です。子どもを預けられる信頼できる人がいれば、思い切って子どもを預けてみましょう。短時間でも子どもと距離を取ることで、ずいぶんと余裕を取り戻すことができます。

場合によっては、学校や児童相談所などに相談してみるのもいいでしょう。

❸弱音をはく

弱音を吐きましょう。親は子どものことばかり考えるわけにはいきません。その日の生活をどうするか、家計をふくめ将来をどうするか、そのようなことも考えなければなりません。親として、配偶者として、職業人としてなど、さまざまな役割をこなさなければならないのです。災害時においてこれらすべてを完璧にこなせる人は、世界中のどこにもいません。

頑張ることばかりでなく、休みをとり弱音を吐くことはまったく恥ずかしいことではありません。

❷治療やケアを受ける

図1に示しているような問題が自分にあらわれているのではないかと思ったら、ためらうことなく専門家の治療を受けましょう。とくにアルコールの問題や自殺念慮、あるいは虐待を疑わせる反応が起こっているならば、自分一人で解決することは非常に困難です。

医療機関に行くことがためらわれるようなら、保健所や精神保健福祉センターなど公的機関に相談してみましょう。

多くの養育者は、子ども同様に回復していく大きな力を持っています。親の回復によって子どももまた元気になっていきます。それを信じて支援者は養育者の回復の力添えをし、休息やケアを促していきましょう。

CASE 25

なぜ放射線は怖いのか

重村 淳
【防衛医科大学校精神科学講座】

1 目にみえないから怖いと感じる

放射線は、少しだけ怖がるのがこころのためには一番良いと思われます。怖がりすぎても、気にしなさ過ぎてもいけません。でも、そうするのは意外にも難しいです。どうしてでしょうか。それは放射線が目にみえなくて得体が知れないからです。

手に傷がある場合を考えてみましょう。もし血が出ていなければ、そのままにしておいても問題ないと思うでしょう。血が出ていたら、絆創膏をつけたりガーゼを当てたりするでしょうし、血が止まらなかったら病院に行くでしょう。このように、次に取る行動を判断できるのは、傷が私たちの目にみえるからです。

しかし、放射線は目にみえませんから、自分がどれだけ放射線を受けているかがわかりません。それを正確に知るためには、専門家が持つ機械で計測するしかありませんが、そういった機械は普通の家にはありません。そこで大切になってくるのが、いろいろな情報です。つまり、放射線をどれだけ受けているのかは、情報で判断するしかないのです。

問題なのは、その情報が信用できるかどうかです。放射線の情報をいろいろな人が発信しています。政府の人、科学の専門家、新聞、テレビやラジオのキャスター。近所の人や、電車で隣になった人からの情報もあります。果たして、どの情報をどの程度信じたらいいのでしょうか。

2 正しい情報を入手する

まず、一番大切なのは政府と専門家が伝える情報です。そういう人たちが難しい話をわかりやすい言葉で教えてくれているのならば、その情報が一番良いでしょう。

もし伝わってくる情報が難しいと思う場合は、自分で調べるというのも手です。インターネットを使えば、いろいろな勉強ができます。人によっては、もっとテレビをみようと思うかもしれません。このように放射線について自分なりにわかるようになれば、次に取る行動を的確に判断できます。

しかし、情報を噛み砕かないままに受け入れてしまうと、情報を入手しているのにもかかわらず不安になってしまうことがあります。これは目にみえないものへの不安ですから、無理もありません。そうすると、情報がほしいのに情報が入ると不安になるという悪循環になってしまいます。どうしたらいいのでしょうか。

そうならないためにも、正しくてわかりや

表1　放射線に関する専門用語のわかりやすい説明

放射性物質	放射線を出す物質
汚　染	放射性物質が本来ない場所に運ばれること
被ばく	放射性物質から出る放射線を体に浴びること
外部被ばく	放射性物質が体の外にあって、体の外から被ばくすること
内部被ばく	放射性物質が体の中に入って、体のうちから被ばくすること

すい情報を入手するようにし、自分なりに理解することが重要です。そのためには、各自が放射線の知識をある程度持つことが必要となります。

よくニュースで使われる「汚染」「被ばく」という言葉を、もう一度確認してみましょう（**表1**）。一見難しい用語であっても、自分なりにわかりやすい言葉で理解すると、子どもなどまわりにいる人にも説明しやすくなります。ニュースで○○ミリシーベルトといわれても、なかなかピンと来ません。でも、こういう風にいわれたらどうでしょうか。「あなたが病院でCT検査を受けたら、九ミリシーベルトの放射線を外から受けます」そういわれた方がわかりやすいですよね。つまり、専門的な話を、自分にとって身近なものに置き換えて考えていくと、イメージしやすくなるのです。ちなみに、この地球で生きている限り、誰でも毎年二・四ミリシーベルトの放射線を外部被ばくしています。つまり、放射線は私たちの身近に普通にあるものなのです。

3 放射線はどこから来るのか

放射線が空気、食べ物、水などを経由して体内にとりこまれるのかどうかを、気にしている人が多いと思います。空気や食べ物、水が汚染されて、それを人が口から入れれば内部被ばくとなります。

東日本大震災後の一時期、東京都内では乳児による水道水の摂取を控えるようにとの要請が東京都水道局より出ました。それは、軽い内部被ばくの危険性があったからです。首にある「甲状腺」という臓器は、放射性物質が集まりやすい特徴があります。内部被ばくし、甲状腺に放射性物質がたまると、後に甲状腺の病気を起こしやすいことが知られています。乳児の場合、大人にくらべて影響を受けやすいため、あのような要請が出ました。

事態は刻々と変わっていますが、私がこの文章を書いている時点（二〇一一年五月二日）では、大気汚染も軽いですし水道水汚染もありません。ですので、飲料水と空気からの被ばくはわずかであるにもかかわらず、汚染を心配するあまりに水分や魚介類・乳製品の摂取を避けてばかりいるようになると、むしろそちらの方が健康上心配となります。

4 それでも心配なとき

残念ながら、政府や専門家も完璧ではありません。彼らがいけない情報を隠しているのではないかと疑い深くなることはよくあります。一市民として苛立ちが出てくるときはどうしたらいいのでしょうか。そういうときには、自分で情報を追加することを勧めます。ただ、どんな情報でもよいというわけではありません。自分が理解できる、客観性の高い情報を取り入れることが重要です。学術団体（いわゆる学会）の情報は中立性が高いため役に立ちます。

放射線の不安があるときに、気をつけなくてはいけないことがあります。政府や専門家たちを批判して、彼らの救援作業を妨げようとする人たちが出てきます。確かに、その人たちを批判することは簡単です。しかし、私たちが生活をしているあいだにも、文字通り命がけで復旧作業を行っている人たちがいることを忘れてはいけません。救援作業を邪魔すると、復旧の遅れにつながります。その影響は、結局私たちの生活にはね返ってきます。それでもいいのでしょうか。批判をしたいときには、その前に、懸命に頑張っている人びとの姿を想像してみてはいかがでしょうか。

5 情報による二次災害をふせぐ

もう一つ、気をつけなければいけない点があります。災害の被害にあった人を差別したりいじめたりする人も出てくるということです。残念ながら、放射線の事故でこのような現象は起こり得ることです。何故ならば、差別をしたりいじめたりする人たちは、そういった行為を取ることで、自分の不安を和らげようとしているからです。また、放射線への知識が不適切な場合も、このようなことは起こり得ます。でも、そのために他の人に責任をなすりつけることは卑劣です。正しい情報があれば、このような行動を取ることはないでしょう。

じつは、二〇〇九年のインフルエンザ大流行のときも同じようなことがありました。その年の五月、日本で感染者がはじめて出たときにはみんなが混乱していました。感染者がたくさん出た地域に旅行するのをやめてしまう人が多く出たり、感染者を出した学校の先生が非難されたりしました。インフルエンザ（当時は新型インフルエンザと呼ばれていました）のウイルスは目にみえません。ウイルスが洋服についてもわかりませんし、感染して熱が出るのも何日か経ってからです。新しいウイルスの実態が十分に伝わっていないために、人びとは猛烈な恐怖を持ちました。ところが、ウイルスのことが知られてきて、たくさんの人が感染すると、そんなに怖がらなくなりました。ウイルスは何も変わっていません。人が変わったのです。

同じウイルスなのに、人びとの反応はどうしてこんなに違うのでしょうか。それは、インフルエンザ・ウイルスが目にみえないからなのです。最初のころは、ウイルスに感染するだけで命に危険があると考えた人もいたでしょう。しかし、ウイルスの実態があきらかになるにつれ、そのような危険は低いことがわかり、人びとはそんなに怖がらなくなりました。インフルエンザへの恐怖と放射線への恐怖には共通する点がありませんか。放射線のことを正しく知ると、その怖さも減ってくることでしょう。

6 必要以上に怖れないためには

放射線の怖さを和らげるためには、放射線のことを正しく知ることです。正しく知るためには、科学的に正確で、自分にとって理解しやすい内容であることが必要です。テレビの場合、録画されていない限りは、自分が噛み砕く前に次のニュースや番組に移ってしまうかもしれません。そういう方の場合には、わかりやすく解説されている新聞記事を繰り返し読むのも一案です。「敵を知り、己を知れば、百戦危うからず」という格言をもう一度思い出して、放射線のことをよく理解しましょう。

CASE 26

異文化の地での災害ストレス支援

中谷三保子［帝京平成大学健康メディカル学部］

はじめに

災害は、さまざまな形で人びとのこころに爪痕を残します。文化や習慣・価値観が異なろうと、災害が人間のこころにもたらす痛みに国境はありません。

しかし、民族や文化、宗教等の違いによって、災害に対する意味づけや対処が異なっていることも事実です。災害時にこころのケア支援を行う専門家は、前もって異文化支援に対するこころ構えをもつことは重要です。

ここでは、筆者が体験した海外での精神的支援の経験を紹介します。

1 海外での災害支援活動

旅に出ると、その土地の人びとの暮らしに出会います。とりわけ、災害支援活動（Disaster work：ディザスター・ワーク）の役割で新しい被災地に赴き、新たに土地の人たちの悲惨な生活の営みに出会うとき、その土地の生活がいかばかりであったのか、被災前の生活に思いを馳せないではいられません。自然災害は、その土地の人びとが、過去につくり上げていたもの、子を生み育て築きあげてきた自分たちの生活の基盤を揺らがせ、破壊することがあるのです。

外国人として、被災地の復興に向けて災害後の精神的ケアにかかわるときの役目とはどういったものでしょうか。被災住民と共に語り合う者という役割もあるでしょう。あるときは、被災地に赴いて医療活動をしている関係者とこころの葛藤をわけ合い理解する者であることもあります。

また、自らが被災者であるにもかかわらず、被災住民に長期にわたり精神的支援活動を行ってきた被災者支援活動家を対象にした、精神的ケアプログラムの実施者としてかかわることもあります。

しかし、限られた時間と情報の中での支援活動では、不十分であるとの感が残ることがあります。それでも、大きな災害の跡を目の前にして茫然自失としている被災者に接したとき、支援への強い動機が湧くのです。これは、同じ人間として、その痛みや苦しみを共にわかち合いたいと思うからでしょう。

ある被災地域のリーダーはこういいます。「家や財産や失った家族を返してくれとも再建してくれともいわない。ただ、自分たちが築いてきたものを失った我々を、少しでも気遣ってほしい。災害直後には、生きられて良かったという思いがこころを占めていた。でも、次第に失ったものの大きさ、たいへんさを実感するようになってきた。――これは神から与えられた試練であろう」

リーダーは嘆き、天を仰ぎます。

2 支援が届かない島

災害は予期できないものです。先進国では、災害後に緊急支援体制が敷かれ、即座に支援活動が開始されるでしょう。しかし、開発途上国では被災住民への精神的な支援体制は十分ではありません。そういった国々では、災害で動揺し、傷ついた人間のこころのケアにまで手が届かないものです。

ここで、支援の届かない島の、小さな被災村の様子を紹介します。

そこは青く高い空と、キラキラと輝く海岸に囲まれた島でした。どこまでも続く海岸には波が静かに打ち寄せていました。しかし、かつては観光客で埋めつくされた海岸に人影はありません。

村では女性たちが集会場に集まっていました。華やかに着飾った四十人あまりの女性たちは屈託がなく、暗い影はみえません。私たちは昼食を振る舞い、用意してきた災害後遺症のチェック表や災害心理教育について話しました。すると会場にいた夫や子どもを失った女性たちは嗚咽し、災害の恐怖を語りはじめました。しかし、彼女たちは、こころの奥に凛としたものを持っていました。

この村の女性は適齢期になると、結婚によって労働力として豚（ときには牛）と交換売買される習慣が残っています。ただし、村では、女性が労働力として頼りにされていました。女性の社会的位置づけは低くても、彼女たちは家庭の経済を担っているという自負心が強く、決して自尊感情は低くありません。

村人は文盲で、村人のほとんどがＰＴＳＤで苦しんでいました。彼女たちは、大地震・大津波後の二年三ヶ月間、こころに深い傷を抱えながらもそれを誰にも語らず、しんぼう強く生きてきていました。その彼女たちがこのときはじめて、自分のこころを開いたのです。

3 島の子どもたち

村の中学校では、津波被災後から子どもたちに大きな感情的、行動的な動揺・変化が起こり、二年が過ぎてもその影響は変わっていませんでした。親を亡くしたり、病気がちの親をもつ子どもたちは、経済状態が不安定で、栄養不良と体調の不調を常に訴えていました。

災害以前には学校が楽しみだった子どもたちも学校をさぼるようになり、先生や親の注意や罰則はほとんど効果がなくなってしまっていました。無気力で虚無的な子どもたち、繊細で些細なことにも感情の爆発を起こす、衝動的で不安定な子どもたち――彼らはみんな災害後の後遺症に苦しんでいたのです。

その一方、被災者である教師たちも精神的に不安定でした。彼らの苦悩は切実であり、緊急対策を要するものでした。

その後、幾つかの漁村を訪ねました。海の傍の集落では、各国より寄贈された沢山の色鮮やかな船体が砂浜に打ち上げられ、陽光に輝いています。海の男たちは、仲間や家族をのみこんだ海が怖くて漁に出られないでいました。彼らは屈強であるがゆえに、自分の弱さに傷つき、こころが閉ざされたままでいるのです。海に生きる仲間と共にこころをわかち合えないだけに、孤独と疎外感を抱え苦しんでいたのです。

しかし、国に耕作地を与えられて農地に移り住んだ漁民集落では、毎週、郡の衛生員が電気の無い闇夜のなか集落を訪れ、共に話す集まりを続けていました。集落の住民は人懐っこく、男たちは近くの農家の小作人として農業を習いはじめていました。

この島の被災者たちのこころの明暗をわけたのは何でしょうか。

災害は、生活の糧ばかりに打撃をあたえるわけではありません。それまで築いてきた生活の根幹が揺らぎ、希望がみえてこない混沌の中で、被災者は呆然自失となり、不安を抱えていました。小さな村の住民の絆は砕かれ、個々がこころの闇を抱えながら、孤独の中で、先にも後にも動けないでいたのです。

こんなとき、こころの闇に光をともせるのは、共に生きている人びとの絆です。農地へと移住した人びとの集落では、闇夜の道なき道を訪ねてくる支援者を通して、住民の新しい絆が築かれ、災害の恐怖を共感し、安心を得ていたのでした。

4 継続的な支援の必要性

先進国での被災支援活動においては、心理教育を受け入れる素地があります。しかし、途上国の住民は、その土地に永劫に引き継がれてきた生き方を守りたがり、新しい文化や支援を拒否します。

また逆に、受身の支援活動を通して、それまでの人生観や生活観を捨ててしまったり、そればかりでなく、自立して生きることすら

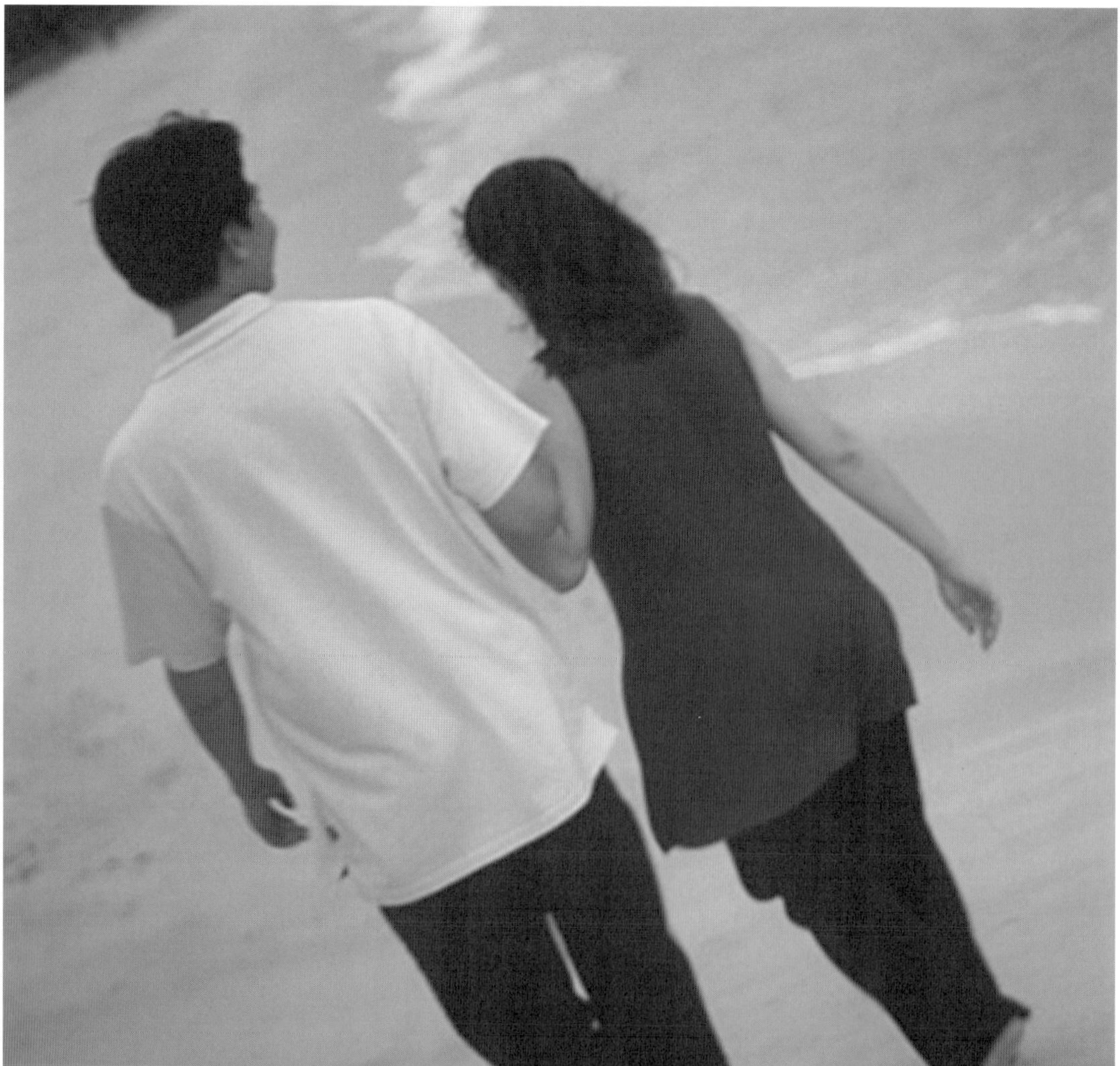

放棄してしまうこともあるのです。

被災地の災害支援対策部は、

「NGOは勝手にやって来て帰っていく。遊び場をつくって子どものケアをしてくれたが、撤退してしまったあとの子どもたちの対応に苦慮している」

と、支援の後始末に困惑していました。そして、災害支援におけるチーム医療や、継続性という視点からの支援のバトンタッチの重要性や、災害支援のスペシャリストの必要性を強調します。

5 被害弱者を生まないために

さて、異文化についての知識を持ち、民族、人種、文化的背景に配慮したとしても、個人への援助は十分ではありません。それは、すべての人が平均的な人間であるとは限らないからです。純真な支援活動を通しても二次被害を与えてしまうこともあります。

支援者は災害支援活動を開始する前に、先入観や偏見の生まれる可能性に気づいておく必要があります。

さらに、外国人が異国で被災したときには災害弱者なるということを知っておくべきです。

支援の基本は、被災者の求めている援助を、支援者の偏見や先入観で判断をしないことです。被災者の必要としている支援とは何であるかということに耳をかたむけ、被災者が混乱、動揺しているときには、そばに寄り添うだけでも助けになることもあります。同じ言葉で話せる同国人の集まりの場を見出すことでも、こころはいくらか安定します。そこでは情報の共有が可能になるからです。

また、日本語ができ、情報の共有が可能な外国人であっても、外国人であることからこころ細さを感じるものです。こういった場合、まわりの皆さんによるわけ隔てない温かい思いやりや言葉に大きく励まされるものです。

疎外感や孤独感を持たれないように、みな被災した仲間であるという気持ちが、お互いのこころを通わせることでしょう。

［参考文献］

中谷三保子「インドネシア災害支援報告」帝京平成大学紀要、二〇〇六年
中谷三保子「インドネシア災害支援報告　みんなで生きる」日本基督教医科連盟、二〇〇六年
中谷三保子「インドネシア災害支援報告」帝京平成大学紀要、二〇〇七年
中谷三保子「インドネシア災害支援報告」帝京平成大学紀要、二〇〇八年
Nakatani M : Lessons learned of Mental Health Program in Sirombu Nias. *Ray of Hope*. JOCS-Pelikesi. 2009.

CASE 27

支援者のストレス

大澤智子［兵庫県こころのケアセンター］

①支援することにはリスクが伴う

とても辛い出来事（トラウマ）を体験した人にかかわることには、支援者としての達成感、喜びや成長がある反面、リスクが伴います。

このような影響は「二次受傷」あるいは「惨事ストレス」と呼ばれており、被災体験がない人でも、被害を受けた人と関わったり、被災現場で活動したりすることで、被災者と同様のストレス反応を体験することがあります。

②影響を左右する要因

支援者ストレスとは「トラウマを負った人と**共感的**にかかわる中で、彼らのトラウマ体験に**繰り返し曝露**されることによって生じる影響」と定義することができます。この定義が示す通り、支援者が被災者に対して抱く共感が、被災者の痛みを支援者にもたらすパイプとなるようなのです。

これまでの調査研究によると、支援環境や支援者に関するある特定の要因が重なると、さらにストレスが強くなることが知られています。**表1**にその要因をいくつか列挙します。

もちろん、これらの条件が揃ったからといっても、必ずしも影響を受けるわけではありません。しかし、大切なのは過去の経験や知識にかかわらず、「**誰もが影響を受ける可能性がある**」ということです。だからこそ、影響を受けにくくすること、そして万が一、影響を受けてしまった際には早期発見と早期介入が不可欠なのです。

③注意信号

では、リスクが増し、ストレスが強くなると、どのような影響が出るのでしょうか。支援者によくみられる変化を**表2**にまとめてみました。

支援活動をはじめたばかりのころは気持ちが高揚しているため、多くの仕事をこなすことが可能です。実際、仕事は山のようにあるでしょう。しかし、不眠不休で活動できるのは一週間から十日が限度です。身体が疲れるとその影響は必ずこころにもあらわれてきます。

また、心身が不安定になると対人関係にも影響が出ます。同僚や家族とのあいだに対立、葛藤、無関心などが生まれ、本来は自分をサポートしてくれる人たちとの関係がぎく

表１　支援者ストレスを左右する要因例

ひどい現場で活動する（例：大量の死傷者を目撃する現場、衛生環境の悪い現場など）
遺体を扱う
遺族とかかわる
責任ある立場にいる
普段の役割とは異なることをする
自身も被災者である（または過去に似たような被災体験がある）
支援経験が少ない

しゃくしてしまうことも珍しいことではありません。しかし、孤立した被災者がハイリスクであるのと同様、支援活動は孤立した中では行えません。同僚や家族から支援を受けられない支援者はとても危うい存在です。後方支援が確保されてこその支援活動であることを肝に銘じてください。

４　セルフケア

では、息の長い活動を継続するにはどうすればいいのでしょうか。

まず、自分の限界を理解することです。「何でも自分でしなければならない」「もっと頑張らなくてはならない」と思いはじめた時点で、現実がみえなくなっている可能性が否めません。うちなる声に耳を傾け、自分の状態を把握することにも時間を割きましょう。**表３**にセルフケアの例をあげてみました。

セルフケアの目標は、「快眠」「快食」「快便」と「好きなことを楽しめること」です。心身の健康を維持するには、質の高い睡眠を確保しなければなりません。

しかし、被災現場で活動をすると、どうしても睡眠時間は短くなりがちです。そんな中、質の高い睡眠を確保するには運動がお勧めです。どの程度の運動が効果的かという

表２　支援者にあらわれる注意信号

身体がだるく、重い
睡眠の問題（例：なかなか寝つけない、夜中に何度も目が覚める、朝早く目が覚める）、熟眠感がない、あるいは日中の強い眠気
食欲不振
物事に集中するのが難しい（例：物忘れが激しくなった）
リラックスできず常にピリピリしていて、こらえ性がなくなった（例：口論が増えた）
親しい人や家族であっても話すのが億劫になった（あるいは無口になった）
（仕事の一環としてでも）支援活動を行うことに家族が不満を持っている
家族や友人と過ごす時間が極端に減った（あるいはそのような時間を持つことに罪悪感を抱く）

表3　セルフケアの例

1	自分にできることには限界があることを理解しましょう。
2	勤務時間を守り、長時間労働を避け、定期的に休憩を取りましょう。
3	少量の食事をこまめに取り、カフェイン（コーヒーなど）、お酒、甘いものの取り過ぎには注意をしましょう。
4	一人で抱えこまず、同僚や家族と自分の気持ちをわかち合いましょう。
5	自分にあったストレス発散方法（散歩、ストレッチ、カラオケ、深呼吸など）を積極的に利用しましょう。
6	家族や同僚に対するねぎらいと感謝の言葉を忘れずに。

と、週に三回、一回二十から三十分の、歌うにはしんどいが話すには問題ない程度の運動負荷が最適だ、といわれており、軽度のうつ状態や不安にも効果があることが先行研究で示されています。

　次いで周囲の人との関係を円滑にするために、普段以上の努力を厭わないでください。そのためにはねぎらいの言葉が大きな役目を果たしてくれるでしょう。そして、自分の気持ちを安心して語れる場所を確保し、支援をする中で生まれてきたいろいろな気持ちを吐き出しましょう。

　多くの場合、支援者自身は自分の状態に気づきにくいものです。万が一、これらの変化が認められ、日常生活に支障がある、眠れない（昼間に強い眠気がある）、食べられない、などといったことが該当する場合は、専門家に相談することを勧めてみましょう。

　どこに相談すればいいのかわからない、またはどう話しかければいいのかわからないときには、各都道府県の精神保健福祉センター（CASE19参照）へお問い合わせください。

5 周囲ができること

　では最後に、支援者のまわりにいる人ができることについて記します。

　まず、その人のがんばりを認め、ねぎらうようにしましょう。そして、休息が取れる環境を整え、見守ることが重要です。

　万が一、普段より元気がない状態が続いている場合、前頁**表2**の「注意信号」のリストを参照してください。これらの変化を見極める際には「普段と比較してどれくらいの落差があるのか」という点に注意することが重要です。当然のことながら、落差が大きければ大きいほど、影響も大きいと考えられます。

CASE 28

災害後の調査と倫理

鈴木友理子［国立精神・神経医療研究センター精神保健研究所］

はじめに

今回の東日本大震災は、被害は甚大、広汎、かつ複雑であり、多くの方が苦難の状況にあり、被災地内外から支援者が入り懸命に支援にあたっています。自然災害は、誤解を恐れずあえていえば、究極の自然の「実験条件」にあるとみなすこともでき、研究者としてこの条件を活用して科学的な発見や知見の積み上げを通じて、社会に貢献したいと思うこともあると思います。この動機自体は否定されるべきではありませんし、知の蓄積のためには必要な取り組みです。

ただし、災害という状況下において、調査・研究は、倫理性、科学性、実行可能性が保証されたものでなくてはなりません。そして、平常時以上に現場への負担については厳しく検討される必要があります。

一般的な研究倫理の原則として、以下に留意する必要があります。

1 倫理性の検討

人を対象とした研究を行うにあたって、まず調査や研究の社会的価値の吟味が必要です。これは、これから行われる調査・研究が個人の支援や公共の利益に貢献する結果や結論を導くことができるかを研究計画時に検討する作業であり、このように先行研究の系統的なレビューを行うことは必須です。既知の知見の追試を行う際には、災害という状況下で実施する意義を明確に述べる必要があります。

また、研究対象者は、研究目的、方法、リスクに関する説明、不利益をこうむることなく自由意思で研究参加できることが保障されたインフォームド・コンセント（正しい情報を得た上での合意）を経て参加することになります。研究参加後にも、継続的な対象者の保護、同意撤回の自由、十分な情報提供（結果の還元も含む）、必要に応じて支援の提供、プライバシーの保護に配慮しなくてはなりません。

また、その調査・研究を具体的に役立つものとするためには、研究計画や実行、モニタリングにおいて、研究の参加者とコミュニティーが恩恵を享受できるようにすることが求められます。学術誌や学会で公表するには、倫理審査を経ていることが条件になりますが、これまでの多くの災害に関する研究はそのような手続きを経ることがなく、結局のところ、被災者や関係者に多大な負担をかけながら、意味のある科学的発信につながっていないことが多いのが事実です。

2 科学性の検討

研究仮説を明確にし、その疑問に応えるような研究デザイン（横断、縦断、症例対照、介入研究）の設定が必要です。研究疑問を明らかにするために、ふさわしい対象者を設定し、これらの人びとに適切に、偏りなくアプローチするためにはサンプリングの方法、サンプリング・フレームの検討が必要となります。また研究疑問に立ち返り「何を測定したいのか」「なぜ測定したいのか」を検討し、尺度を選定する必要があります。

科学的に頑強な研究を行うためには、災害時に新たな調査票を開発することは多くの場合に現実的ではなく、既存の尺度を使うことが多いと考えられますが、平常時に用いられている尺度が災害時にも適用可能か、文化、環境（状況）的に適切か検討し、そして心理測定特性的に（Psychometric property：サイコメトリック・プロパティ）、信頼性、妥当性が検証されているものを用いる必要があります。

また、適切な調査タイミングを吟味する必要があります。たとえば、災害直後にみられる個々のトラウマ反応は「異常な事態にみられる通常の反応」と理解されており、早期にトラウマ反応を測定してもそこに病理的、あるいは臨床的な意義を見出すことはできません。このような判断は、先行研究の詳細なレビューを行ってはじめて可能となるものであり、研究計画段階でこれらの科学性の検討がなければ、意味のある研究を行うことはできません。

3 実行可能性

心理的側面に関する質問は、質問の仕方（自記式、面接法）、質問のタイミング、プライバシーの確保、その後のフォローや支援体制等を整えなくては、対象者に二次被害を与えかねません。また、被災者や現地支援者への心理的負担、業務への負荷等を考慮するなど、通常時以上の一層の配慮が求められます。被災地では、保健活動や事業として、被災地域住民に訪問事業を行っているところもあります。被災地ではこのような公的な取り組みが優先されるべきであり、追加的な調査・研究で被災者や地元の支援者をわずらわせることは避けるべきです。

実際のところ、今回の東日本大震災でもさまざまな団体が健康調査を行い、その中にこころの健康に関する質問項目の含まれることが多いと伝聞しています。受け手の住民

表1　災害時の調査、研究に関するガイドライン

1	被験者の不利益の回避
2	インフォームド・コンセント
3	個人情報の保護
4	ケアの用意
5	調査結果の正確な公表と還元
6	類似した調査の重複は避ける
7	実証的かつ有意義な調査であること
8	倫理委員会での審査

※参考文献『心的トラウマの理解とケア（第2版）』から転載

は、何度も同じような調査依頼がきているため、肝心の行政サービスからの訪問についても対応を断るといった例もあるといいます。また、質の高いデータを維持するには、地元の関係機関と調整、連携をして調査を実施する必要があります。しかし災害初期には、調査、研究よりも、優先すべき災害対応で現地の職員は忙殺されています。よって、災害初期に十分な準備のない調査・研究は行うべきではありません。

　ところが、過去の経験をみると、これらのことは必ずしも考慮されず、「災害という特殊性を活用して、調査、研究をしたら興味深いデータがとれるだろう」と考える人は多く、沢山の研究者が現地に入り、事前に関係者と相談、検討することなく調査がなされることが多くありました。残念ながら、今回の東日本大震災後においても同じような事例を耳にすることがあり、精神的に傷つき、心身ともに疲弊しておられる被災者の方々を対象として、配慮を欠いた面談やアンケートによる精神健康に関する調査・研究が行われている実態があります。

　したがって、災害時だからこそ、倫理性、科学性、実行可能性、現場や被災者への負担が吟味された研究のみが実施されるべきです。このような点を十分にふまえているかについては、「疫学研究に関する倫理指針」（文部科学省、厚生労働省）、「臨床研究に関する倫理指針」（厚生労働省）に基づいて、所属機関で倫理審査を受けてから調査を行うことが必要です。科学性、倫理性が保証された災害研究によって、その地域だけではなく国際的に、事業だけではなく学術的にも貴重な知見を発信していくことが研究者をはじめ関係者に求められます。

　医学関係者ではこのような実情に懸念が広がり、たとえば各種学会（例：日本疫学会）では学会員に対して科学者としての慎重な態度を求める活動をしたり、日本精神神経学会は、調査研究は倫理指針に則り実施することの確認、倫理的配慮を欠いた調査・研究に対する強い抗議、中止を求める声明文を発表しています。

　わが国は自然災害を多く経験しており、今後もこのような状況に遭遇することもあるでしょう。科学者としては、慎重な配慮に基づく調査・研究を実施することで、国内外に知的貢献をしていくことが期待されていると思います。

［参考文献］

文部科学省／厚生労働省「疫学研究に関する倫理指針」（二〇〇八年十二月一日一部改正）

厚生労働省「臨床研究に関する倫理指針」（二〇〇八年七月三十一日全部改正）

外傷ストレス関連障害に関する研究会／金吉晴編『心的トラウマの理解とケア（第2版）』じほう，二〇〇六年（PDFファイルにてWeb閲覧可能：http://www.japan-medicine.com/jiho/zasshi/35433/f3.pdf）

精神神経学会「東日本大震災被災地における調査・研究に関する緊急声明文」二〇一一年四月二十三日（PDFファイルにてWeb閲覧可能：http://www.jspn.or.jp/info/2011_03_11info/info/2011_04_20jspnkinkyuuseimei.pdf）

CASE 29

アートによるトラウマへの接近案

眞田岳彦［女子美術大学大学院／衣服造形家］

❶テキスタイル・ケアとは？

触れることで安心する、つつまれることでこころがつながる。大切なのは、心地好い感覚。テキスタイル・ケアとは、こころの傷を優しくつつみ、回復を促す「包帯」のようなモノとコトです。

❷「こころの布」

災害体験者など、ＰＴＳＤに苦しむ子どもと大人のために、テキスタイルの持つ力を活用しながら研究開発を行ってきた新しいアート・デザイン・ケアが「テキスタイル・ケア」です。本書の編者でもある藤森和美氏をはじめとして、精神科医や哲学者などの専門家や、災害体験者と話し合いなどを行い、眞田岳彦とプロジェクト・メンバーが新しい分野として研究を進めてきたものです。精神、心療の分野とアートを交差させて行う緩和活動は、言葉では表現できない感情や感覚の表現手段として、年齢、言語、文化圏などの境界を超えるコミュニケーション手段として注目されています。

　ここでは、これまで進めてきた活動や試作品を取り上げながら、災害を体験した子どものトラウマの緩和、回復へのテキスタイルを通したアートの接近方法を、一緒に考えてみたいと思います。

❸アート＋デザインによるケア

二〇〇五年、テキスタイル・ケア開発のために哲学者と意見を交換した際、その中で今もたいへん印象に残っている言葉があります。「人は皆、生まれながらに歪んでいるのです」という言葉でした。これを聞いた私はなんともいえない安堵感を覚え、「そうか、これで良いのかもしれない」と自分自身を了解できるような気持ちが湧いてきたのを強く覚えています。

　人は社会生活の中で暗黙のうちにつくられてきたいわゆる「シキタリ」に束縛され生きています。朝、靴下をはいて、シャツを着てネクタイをしてスーツに包まれて出かける。通勤電車の中の大半の男性は、このシキタリに沿う恰好をすることで安堵を覚え、働きに出て行きます。しかし、何かの拍子にその社会のシキタリからずれてしまうと、人と同じではない自分に不安になり、こころが疲弊していきます。そんなとき、「人は生まれながらに異なる」と意識することで不安の多くは解消されるでしょう。「歪」は「正しく不（あらず）」と書きます。正解でないモノが生まれながらによいのだとなると、無限に正解があらわれてきます。これはいわゆるアートの発想にも通ずることであるように思います。人は生まれながらに人と異なるユニークさを持っている。人と違うという点に価値があるという考え方がアートの基本にはあるのです。

たとえば、私がオーダーのシャツをつくろうとして採寸すると、背中心から右と左の肩先までの長さは三センチ位違います。まさに生まれながらにアンバランスなのです。しかし、友人は、その特徴から遠くからでも私を見わけられます。ということはアンバランスでいる私は、私自身であり「正解な私」なのだろうと納得する私がいます。子どもへの教育、そして何かをきっかけにバランスを崩してしまったこころにも、このような視点が大切なのではないかと考えています。

❹テキスタイルがこころをひらく

子どもは毛布やタオルケット、ぬいぐるみ、または羊や犬のフワフワした毛なども大好きです。これらのものは、大人でもつい触れたくなる衝動に駆られます。じつは、この衝動こそが大切ではないかと考えます。意識するまえにこころのどこかで感じ、身体が考えなしに動いてしまう、精神と身体が瞬時に反応する、そんな力をテキスタイルは持っています。大きなサイズのYシャツ、セーター、タオルに子どもと一緒に包まれ、子どもと会話をする……それだけで、子どもは安心し、大人も暖かく優しく豊かな気持ちが湧いてくるという実感が得られるはずです。柔らかな、包むものの形状に添う、という繊維の特性は、頑丈なシェルターとは別の安心感を人のこころに与えてくれます。また、子どもと何か制作や作業をするうえでも、「手」でつくり「手」で伝えることが重要です。握手でも「タッチ」でも手と身体を動かすからこそ、楽しいコミュニケーションが生まれます。

災害直後によくあらわれる様子として、子どもたちが不安や不満を隠して良い子になろうとする傾向などが挙げられます。そのようなときにたとえば……靴下を裏表逆にはいてみる、Tシャツを裏表に着てみる、そんな小さなルール違反を子どもたちと楽しんで、会話を生んでも良いと思います。特別な道具を用意しなくても、身体を動かし、触れ合い、お互いが感覚を共有できれば、それが子どものこころにタッチして、和らげ、ほぐしてあげるきっかけになります。テキスタイル・ケアの利点は、触感（タッチ）が自然に生まれるということだと思います。布を介して子どものこころに触れる、一緒になって身体感覚を通して行動するということが大切だと思います。

❺こころにタッチする「場」

ここでは、これまで研究し制作活動をしてきたテキスタイル・ケアの一例をご紹介します。実施する子どもの状況や環境によって素材を変え、アイデアをくわえることで更に可能性が生まれます。

❶すぐにできて会話を助けるパペット

図❶をご参照ください。

❷眠りを助ける遊べるブランケット

図❷をご参照ください（＊1：女子美術大学研究所とのプレファブコートAX研究より）。

❸絵を描き感情を表わし繋ぎあう紙や布

図❸をご参照ください（＊2：design de sign 須藤玲子＋眞田岳彦展より）。

❹日常の教育から伝えるテキスタイル・ケア

筆者の大学の眞田岳彦ゼミでは、課題として子どものこころを考える作品を制作をして

図❶すぐにできて会話を助けるパペット

対象 五歳以下の子ども

留意点 会話が難しくなってしまった子どもたち、我慢してしまう子どもたちのために、こころを開きやすい話し相手をつくる。

特徴 簡易ですぐにできる人形です。ハンカチ・タオル・グンテなど、すぐに手に入る布でつくります。マジックで顔を描いたり、名前をつけるなどし、子どもの話し相手になってもらいます。役割を決めてのごっこ遊びや、人形劇のようなこともできます。

グンテパペットのつくり方

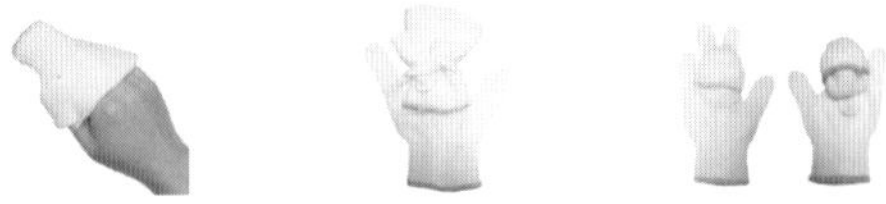

片手だけひっくり返す　指で結ぶ　ひっくり返すと完成

ハンカチウサギのつくり方

布をよせ輪ゴムで点線をしばる　中に手を入れ手首辺りを軽くとめる　完成

図❷眠りを助ける遊べるブランケット（＊1）

対象 幼稚園や家庭

留意点 トラウマをもつ子どもの症状の一つとして不眠があります。自然災害が原因の場合は、とくに眠るのを怖がるので、眠る前に会話をするなど、こころが休まる何かが必要です。寝るときに使用することで安心感を得てもらおうと考案したのがこのブランケットです。

特徴 ぬいぐるみにブランケットが収納されています。子どもが眠る前にブランケットを広げ、添い寝したぬいぐるみと会話をしてもらい、眠りへと誘導します。手触りがよいタオルをはじめ、屋外でも身体を包めるアウトドア用の生地、中が透けるメッシュ素材など、さまざまなバージョンを制作できます。

パペットブランケット（プレファブコート EG）話しかける毛布で寝よう

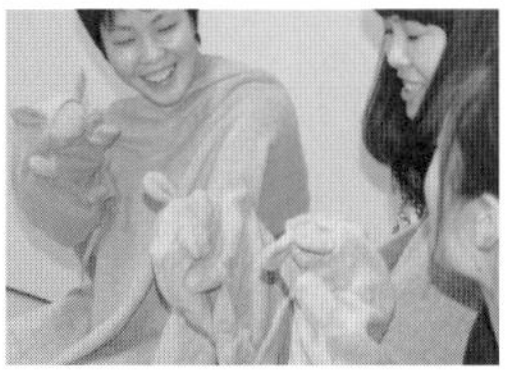

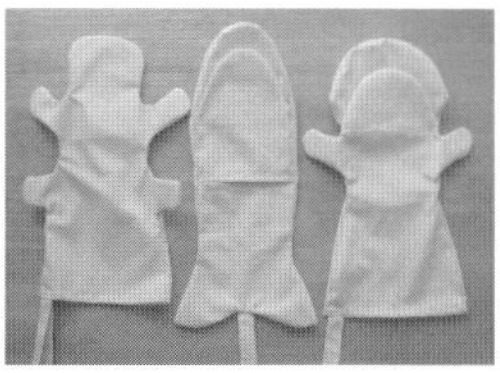

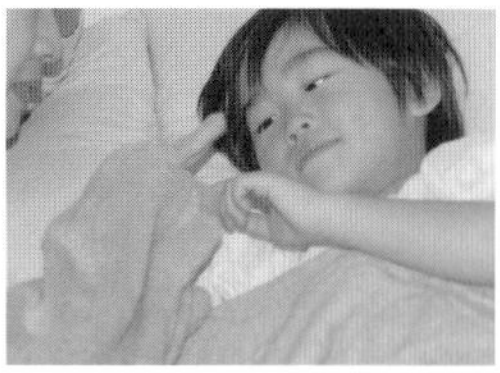

図❸絵を描き感情を表わし繋ぎあう紙や布（＊2）

対象 小学生以上(グループ、クラス、全校の各単位)

留意点 共同作業をとおして一つの目的に向かう連帯感を生みます。新しく自分たちでものをつくるのは感情的にも意味があります。また、限られた範囲の用紙等に描くことは、感情の高ぶりを抑える効果もあります。子どもが自分のマップをつくるということも、自分自身の確認作業や、マーキングのたすけにもなります。

特徴 グループワークの教材として、つながる布や紙のコートをつくります。参加者が自分たちで四角や変形の台紙に絵や文字を描いてつくる簡易なコートです。できあがったコート作品たちを繋ぎ合せて、一つの大きな空間をつくり物語を演じるワークショップを行います。

コスチュームをつくろう／描くコート（プレファブコートＥＥ）

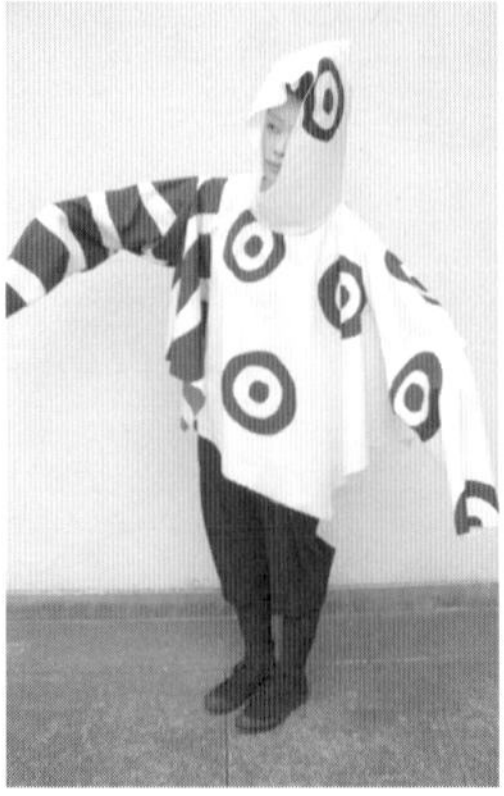

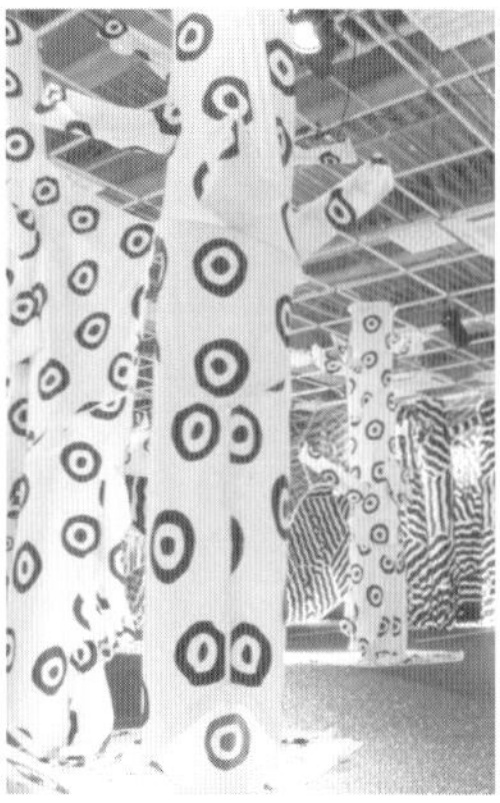

図❹課題 A「T シャツをつかったゲーム」（＊3）

対象　中学生以上

課題　「子どものこころを考える。想いを共有する作品を制作する」

学生作品A　Tシャツを繋《つな》ぎ、全員で協力し、近づいたり布を伸ばしたりしながら、指で道をたどりゴールに向かう。数名で一緒に遊ぶゲーム。

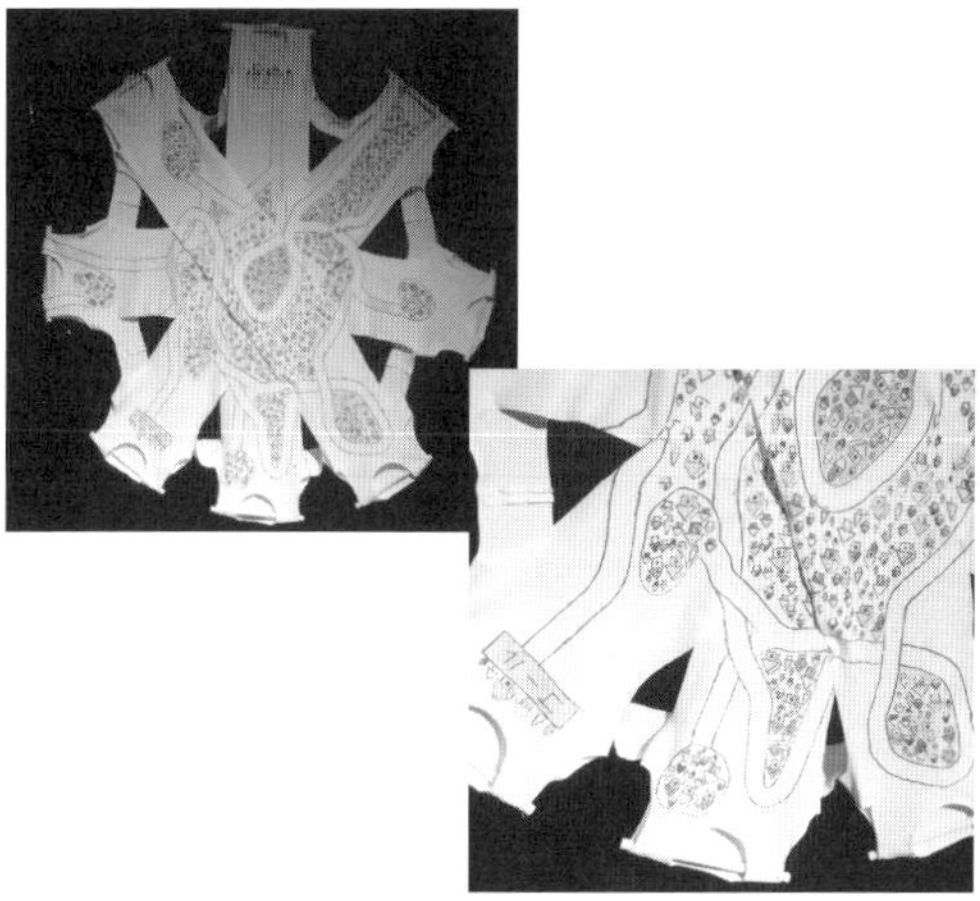

図❹課題 B「Y シャツをつかった空間制作」（＊4）

対象　中学生以上

課題　「身近なものを素材とし、災害時でも子どもや家族が安心できる空間を制作する」

学生作品 B　Yシャツを幾つもボタンで交互に止め合わせ、洗濯バサミで紐に吊るした遊具デザインです。昼寝をしても気持ち良い空間になります。

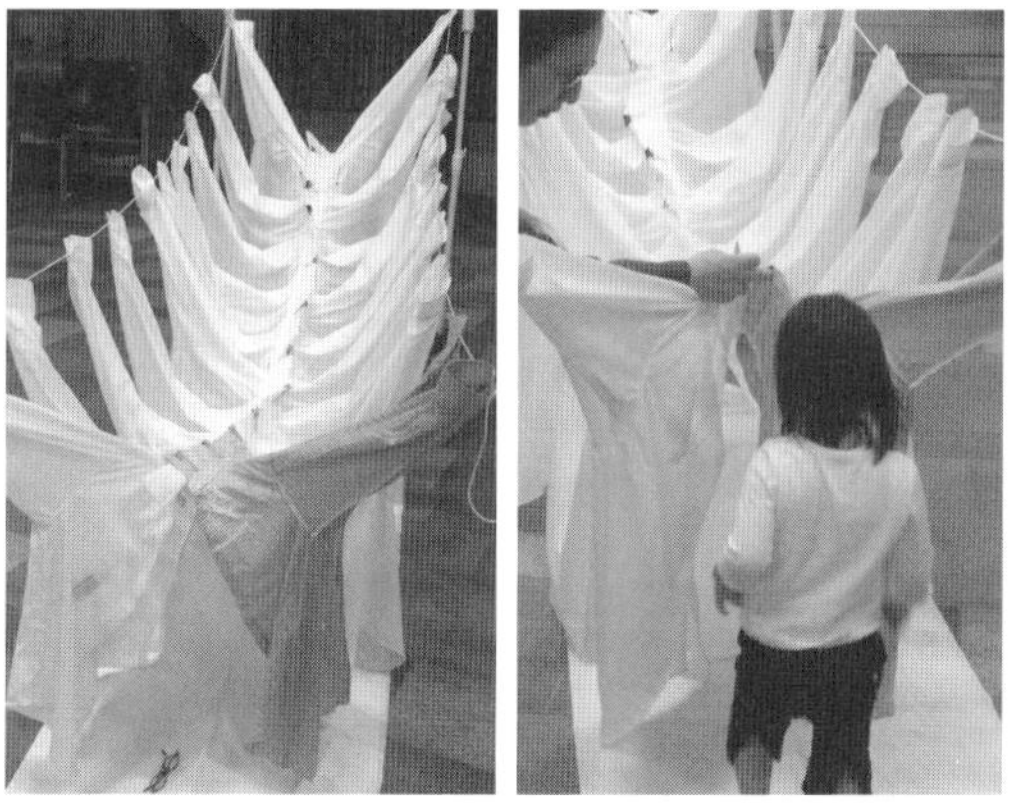

います。制作は学生たちにとっても自己を深め、社会に役立つ造形活動を考えるきっかけになっています。ここでは、課題制作二例（図❹課題A、図❹課題B）を紹介します（＊3：女子美術大学眞田岳彦ゼミ生、大八木富士奈作品より／＊4：地震Ｅｘｐｏ「衣服の家」展示作品より）。

❻こころをかたちにする

震災のあとにまず必要なのは、水や食料、燃料。しかし阪神淡路を境に、被災者の「こころ」、とくに「子どものこころ」に目が向けられるようになりました。二〇〇〇年より社会問題に対処する衣服「プレファブコート prefab coat」デザインシリーズを制作し、身体を救う機能だけではなく「こころ」を救うデザインを模索してきましたが、目に見え、手で触れることのできるものをつくりだす私たちアーティストやデザイナーは、これからさらに、目にみえない「こころ」を扱う精神科医、臨床心理士、スクールカウンセラー、幼児・児童教育者など領域を超えた方々と手を携え、子どもたちのこころを包み救うテキスタイル・ケアを社会に提案してゆかなければならないと思っております。

補遺資料

1 ケアの原則

前田正治【日本トラウマティック・ストレス学会会長】
加藤　寛【震災特別委員会委員長】

被災された方に対する　トラウマケアの基本的な原則について

今回の震災被害に対して、昨今のメディア報道のなかにはPTSDの治療・ケアに関して誤解を招きかねない内容のものが散見され、執行部一同危惧しています。震災特別委員会とも協議を重ね、取り急ぎ現在の段階での、被災者に対するトラウマケアの原則について我々の見解を以下にまとめましたのでご覧ください。またより具体的なケアのありかたについては、きたる十月十日の第十回大会（日本トラウマティック・ストレス学会）にて検討したいと思います。皆様のご参加を心よりお待ちしています。今後とも、皆様とともに被災者の方々に対するケア・治療のありかたを考えていければと心から願ってやみません。

トラウマケアの基本的な原則

1 今般の被災者の多くの方に程度の差こそあれ様々なトラウマ性の反応（外傷後ストレス反応）が生じるでしょうし、同時にそれは自然な反応でもあります。

2 一方で、被災者の方は皆トラウマ反応から立ち直る自然回復力や復元力（レジリエンス）を持っています。それゆえ医療機関などの専門機関にかからなくても自然に回復することも少なくありません。

3 しかしながら被災した状況によっては、たとえば命の危険のあるような体験や、悲惨な光景の目撃、近親者との死別などを経験すると、深刻なトラウマ反応や悲嘆反応を示すことが予想されます。そして、そうしたトラウマ反応の代表的なものが外傷後ストレス障害（ＰＴＳＤ）でありますが、それ以外でもうつ病、アルコール依存、認知症などの原疾患の悪化といった様々な精神疾患やそれによる生活障害が生じるかもしれません。

4 そのような場合の多くには精神科治療や心理療法が有効です。具体的には抗うつ薬を中心とした薬物療法がありますし、トラウマに焦点化した認知行動療法などの各種心理療法があります。しかし何より大切なことは、地域の治療資源に応じた、そして地域の特性を生かした治療を選択することです。どのような場合でも、そうした治療者の工夫によって相応の効果をあげることができると考えています。

5 同時に、心理教育や支持的な立場から行うカウンセリング、あるいはソーシャルワーク的な支援などの非特異的治療やケアもまた非常に重要です。もちろん自殺予防や精神科リハビリテーションの促進など、従来から行われてきたケア技法が有効であることは言うまでもありません。

6 保健師等の戸別訪問などのアウトリーチや、電話相談、地域にある自助的な活動など地域に根差したケアも回復にはきわめて有効です。特に被災規模が大きい今般の震災では、こうした包括的サービスは不可欠であるといえます。

7 支援者の疲弊や代理受傷にも十分なケアを行う必要があります。

8 被災者に対して科学的な調査研究を行う場合には、まず倫理面に配慮することはもちろんですが、被調査者に対する配慮を十分に行い慎重に行わなければなりません。

9 今回の災害の被害状況から、長期的視点に立ったケアが必要です。そのためにも行政、各種支援機関、学術団体等とも可能な限り連携を組みながら、被災者のニーズに沿った取り組みが必要であると考えています。

（本稿は二〇一一年五月九日に日本トラウマティック・ストレス学会ホームページに掲載されたものです）

大災害《だいさいがい》と子《こ》どものストレス――子《こ》どものこころのケアに向《む》けて

2011年10月10日　第1刷発行

編　者　藤森和美
　　　　前田正治
発行者　柴田敏樹
印刷者　田中雅博

発行所　株式会社　誠信書房
〒112-0012　東京都文京区大塚3-20-6
電話　03（3946）5666
http://www.seishinshobo.co.jp/

編集／エディトリアルデザイン　南口雄一

創栄図書印刷　協栄製本
検印省略

Printed in Japan
ISBN978-4-414-40068-7 C0011

現　在　大正大学人間学部准教授
主共著　『学校安全と子どもの心の危機管理』誠信書房、二〇〇九年

著者 CASE 21
白井　明美（しらい　あけみ）
武蔵野大学大学院博士課程人間社会文化研究科人間社会専攻修了（二〇〇六年）
現　在　国際医療福祉大学大学院講師
主共著　『「悲しみ」の後遺症をケアする――グリーフケア・トラウマケア入門』角川学芸出版、二〇〇七年

著者 CASE 22
伊藤　正哉（いとう　まさや）
筑波大学大学院人間総合科学研究科修了（二〇〇七年）
現　在　独立行政法人国立精神・神経医療研究センター精神保健研究所成人精神保健研究部（日本学術振興会特別研究員ＰＤ）

著者 CASE 23
中島　聡美（なかじま　さとみ）
筑波大学大学院博士課程医学研究科修了（一九九三年）
現　在　独立行政法人国立精神・神経医療研究センター精神保健研究所成人精神保健研究部犯罪被害者等支援研究室室長
主共著　『犯罪被害者のメンタルヘルス』誠信書房、二〇〇八年

著者 CASE 24
前田　正治（まえだ　まさはる）

著者 CASE 25
重村　淳（しげむら　じゅん）
慶應義塾大学医学部卒業（一九九四年）
現　在　防衛医科大学校精神科学講座講師
主共著　野田文隆／鈴木満編『大規模緊急事態担当者のためのメンタルヘルス・ガイドライン』多文化間精神医学会、二〇〇七年

著者 CASE 26
中谷　三保子（なかたに　みほこ）
ライト・インスティチュート大学院博士課程臨床心理学専攻修了
現　在　帝京平成大学健康メディカル学部学部長

著者 CASE 27
大澤　智子（おおさわ　ともこ）
大阪大学大学院博士課程人間科学研究科修了（二〇〇三年）
現　在　兵庫県こころのケアセンター主任研究員

著者 CASE 28
鈴木　友理子（すずき　ゆりこ）
ＵＣＬＡ公衆衛生大学院博士課程修了（二〇〇三年）
現　在　独立行政法人国立精神・神経医療研究センター精神保健研究所成人精神保健研究部災害等支援研究室室長

著者 CASE 29
眞田　岳彦（さなだ　たけひこ）
桑沢デザイン研究所研究科修了（一九八五年）
現　在　衣服造形家／女子美術大学芸術学部アート・デザイン表現学科／大学院美術研究科教授

補遺資料 CASE 1
前田　正治（まえだ　まさはる）

補遺資料 CASE 2
藤森　和美（ふじもり　かずみ）

著者 CASE 11
山田 幸恵（やまだ さちえ）
早稲田大学大学院人間科学研究科修了（二〇〇五年）
現在 岩手県立大学社会福祉学部講師
主共著 岡田斉編『心理学理論と心理的支援』弘文堂、二〇〇八年

著者 CASE 12
亀岡 智美（かめおか さとみ）
和歌山県立医科大学卒業（一九八三年）
現在 大阪府こころの健康総合センター相談診療部長
主共著 『子どもの攻撃性と破壊的行動障害』中山書店、二〇〇九年
主訳書 アンドレス・J・プマリエガ／ナンシー・C・ウィンタース編『児童青年の地域精神保健ハンドブック――米国におけるシステム・オブ・ケアの理論と実践』（小野善郎監訳）明石書店、二〇〇七年

著者 CASE 13
小西 聖子（こにし たかこ）
筑波大学大学院医学研究科修了（一九九一年）
現在 武蔵野大学教授
主編著 『犯罪被害者のメンタルヘルス』誠信書房、二〇〇八年

著者 CASE 14
野坂 祐子（のさか さちこ）
お茶の水女子大学大学院博士後期単位取得後退学（二〇〇四年）
現在 大阪教育大学学校危機メンタルサポートセンター准教授
主共著 『学校安全と子どもの心の危機管理』誠信書房、二〇〇九年

著者 CASE 15
青木 紀久代（あおき きくよ）
東京都立大学大学院人文科学研究科修了（一九九三年）
現在 お茶の水女子大学大学院准教授
主著 『いっしょに考える家族支援――現場で役立つ幼児心理臨床』明石書店、二〇一〇年

著者 CASE 16
岩井 圭司（いわい けいじ）
神戸大学医学部卒業（一九八六年）
現在 兵庫教育大学大学院教授
主共著 『災害とトラウマ』みすず書房、一九九九年
主訳書 H・S・サリヴァン『分裂病は人間的過程である』みすず書房、一九九五年

著者 CASE 17
吉田 博美（よしだ ひろみ）
武蔵野大学大学院人間社会文化研究科博士後期課程修了（二〇〇八年）
現在 武蔵野大学心理臨床センター相談員
主共著 『犯罪被害者のメンタルヘルス』誠信書房、二〇〇八年

著者 CASE 18
久保田 智之（くぼた ともゆき）
立命館大学文学部心理学科卒業（二〇〇七年）
現在 日本ストレスケア研究所研究員／NPO法人プレイバック・シアターらしんばん会員

著者 CASE 19
藤林 武史（ふじばやし たけし）
九州大学医学部卒業（一九八四年）
現在 福岡市こども総合相談センター所長／福岡市精神保健福祉センター所長
主著 『地域保健におけるひきこもりへの対応ガイドライン』じほう、二〇〇四年

著者 CASE 20
柳田 多美（やなぎだ たみ）
上智大学大学院博士過程文学研究科臨床心理専攻修了（二〇〇五年）

現在　独立行政法人国立精神・神経医療センター精神保健研究所児童・思春期精神保健研究部児童精神保健研究室長
主共著　『絵でみる心の保健室』アルタ出版、二〇〇七年

神尾　陽子（かみお　ようこ）
京都大学医学部卒業（一九八三年）
現在　独立行政法人国立精神・神経医療センター精神保健研究所児童・思春期精神保健研究部部長
主共著　『自閉症――幼児期精神病から発達障害へ』星和書店、二〇一〇年

長尾　圭造（ながお　けいぞう）
大阪市立大学医学部卒業（一九七〇年）
現在　長尾こころのクリニック院長
監訳　『児童青年精神医学』明石書店、二〇〇七年

著者 CASE 06

永光　信一郎（ながみつ　しんいちろう）
久留米大学大学院医学研究科修了（一九九四年）
現在　久留米大学医学部小児科講師
主共著　『かゆいところに手が届く 小児プライマリ・ケアガイド』羊土社、二〇一〇年

著者 CASE 07

土生川　光成（はぶかわ　みつなり）
山口大学大学院医学部博士課程修了（一九九三年）
現在　久留米大学医学部神経精神医学講座助教

前田　正治（まえだ　まさはる）

内村　直尚（うちむら　なおひさ）
久留米大学大学院医学研究科生理系専攻博士課程修了（一九八六年）
現在　久留米大学医学部神経精神医学講座教授
主共著　『レストレスレッグス症候群（RLS）――だからどうしても脚を動かしたい』アルタ出版、二〇〇八年
主訳書　Bo Runeson ほか『自殺願望のある患者へのケア――自殺予防先進国スウェーデンの対策マニュアル』毎日コミュニケーションズ、二〇〇八年

著者 CASE 08

田中　康雄（たなか　やすお）
獨協医科大学医学部卒業（一九八三年）
現在　北海道大学大学院教育学研究院教授
主著　『軽度発達障害――繋がりあって生きる』金剛出版、二〇〇八年

著者 CASE 09

奥山　眞紀子（おくやま　まきこ）
東京慈恵医科大学大学院修了（一九八三年）
現在　国立成育医療研究センターこころの診療部部長
主編著　『ケーススタディ こどものこころ』日本医事新報社、二〇〇八年

著者 CASE 10

廣常　秀人（ひろつね　ひでと）
大阪大学医学部卒業（一九六〇年）
現在　独立行政法人国立病院機構大阪医療センター精神科科長
主共著　『心的トラウマの理解とケア』じほう、二〇〇一年
主訳書　K・J・ゼルベ『心が身体を裏切る時――増え続ける摂食障害と統合的治療アプローチ』星和書房、一九九八年

profiles

編者・著者プロフィール

編者

藤森　和美（ふじもり　かずみ）

大阪大学大学院人間科学研究科博士後期課程修了（二〇〇五年）
現　在　武蔵野大学人間関係学部教授／博士（人間科学）／臨床心理士
主共著　『学校安全と子どもの心の危機管理』誠信書房、二〇〇九年
『学校トラウマと子どもの心のケア』誠信書房、二〇〇五年
『被害者のトラウマとその支援』誠信書房、二〇〇一年
『子どものトラウマと心のケア』誠信書房、一九九九年

編者

前田　正治（まえだ　まさはる）

久留米大学医学部卒業（一九八四年）
現　在　久留米大学医学部精神神経科学教室准教授／日本トラウマティック・ストレス学会会長
主共著　『生き残るということ――えひめ丸沈没事故とトラウマケア』星和書店、二〇〇八年
主訳書　ベッセル・A・ヴァンダーコーク『サイコロジカル・トラウマ』金剛出版、二〇〇四年

著者 CASE 01

藤森　和美（ふじもり　かずみ）

著者 CASE 02

春原　由紀（すのはら　ゆき）

お茶の水女子大学家政学研究科修了（一九七三年）
現　在　武蔵野大学人間関係学部人間関係学科／大学院人間社会研究科人間学専攻臨床心理学コース教授
主共著　『保育者は幼児虐待にどうかかわるか――実態調査にみる苦悩と対応』大月書店、二〇〇四年

著者 CASE 03

松浦　正一（まつうら　しょういち）

筑波大学大学院教育研究科修了（二〇〇一年）
現　在　帝京平成大学大学院臨床心理学研究科准教授
主共著　『学校トラウマと子どもの心のケア』誠信書房、二〇〇五年

著者 CASE 04

松浦　正一（まつうら　しょういち）

著者 CASE 05

高橋　秀俊（たかはし　ひでとし）

大阪大学大学院博士課程医学系研究科修了（二〇〇五年）

おわりに

afterword

　このあとがきを書いている五月六日時点で、未曽有の震災発生から約二ヶ月が経過したことになります。この二ヶ月というもの、マグニチュード九という途方もない規模の地震と、信じがたいような規模の津波、悪夢のような原発災害と、まさに毎日が戦争のようでした。もちろん未だ震災復興の目途が立ったとは到底いい難い状況が続いており、被災者の方々の艱難辛苦は想像を絶するものがあります。この間、被災地から遠く離れた人でさえ、無力感と絶望感、何もしてあげられないという罪責感を程度の差こそあれ感じていたことでしょう。阪神・淡路大震災の記憶が薄れてきていたころにあって、あらためて自然の持つすさまじい破壊力に我々は慄かなくてはなりませんでした。

　ところで、今回の震災では、早くから子どものこころのケアの問題が取り上げられました。たしかに、多数の児童生徒が一瞬のうちに津波にまきこまれて命を落とした石巻市立大川小学校の悲劇もありました。しかし、考えてみるとそもそも子どものケアは、被災地においてはケア全体の成否を占う象徴、あるいは試金石でもあります。なぜならば、さまざまなものを喪失した被災者の方々にとって、子どもは文字通り一縷の希望でもあるし、また将来の復興の礎でもあるからです。子どもが回復していくことでまた大人も力を得ることができるともいえます。

　逆に、子どもの回復の遅れは、子どものまわりにいる大人に耐えがたい不安を呼び起してしまいます。子どもを守ってあげられないことは、何にも増して多大な苦悩をコミュニティ全体にもたらしてしまうでしょう。もちろん今般の震災の問題は、子どもだけではありません。高齢者や障がい者、病人など数多くの災害弱者、あるいは遺族、行方不明家族、失職者など、いずれも深刻な被災者ばかりです。しかし子どものケアがうまくいかない中では、どのような被災地支援対策もうまくいきそうにありません。それほど子どもの存在というのは、被災したコミュニティにとっては大きいのです。

　本書は震災後ただちに企画され、そして数多くの執筆者の積極的な協力によって、無事上梓することができました。本書が被災地での子ども支援にかかわるすべての人びとにとって少しでも役に立つことを願ってやみません。

　最後に、（いつもとは逆に）「早く、早く」といって本書の出版を急ぎ立てた我々の意を汲み、快く協力してくださった誠信書房編集部の方々にはこころより謝意を表わします。

二〇一一年五月

編者　前田正治

補遺資料 2

災害を体験した子どもたちの心のケア

藤森和美［武蔵野大学］　藤森立男［横浜国立大学］

※ 2011 年 3 月に発行された教職員・保護者向けのハンドブックを完全掲載いたします。

教職員と保護者が知っておきたい

災害を体験した子どもたちの心のケア

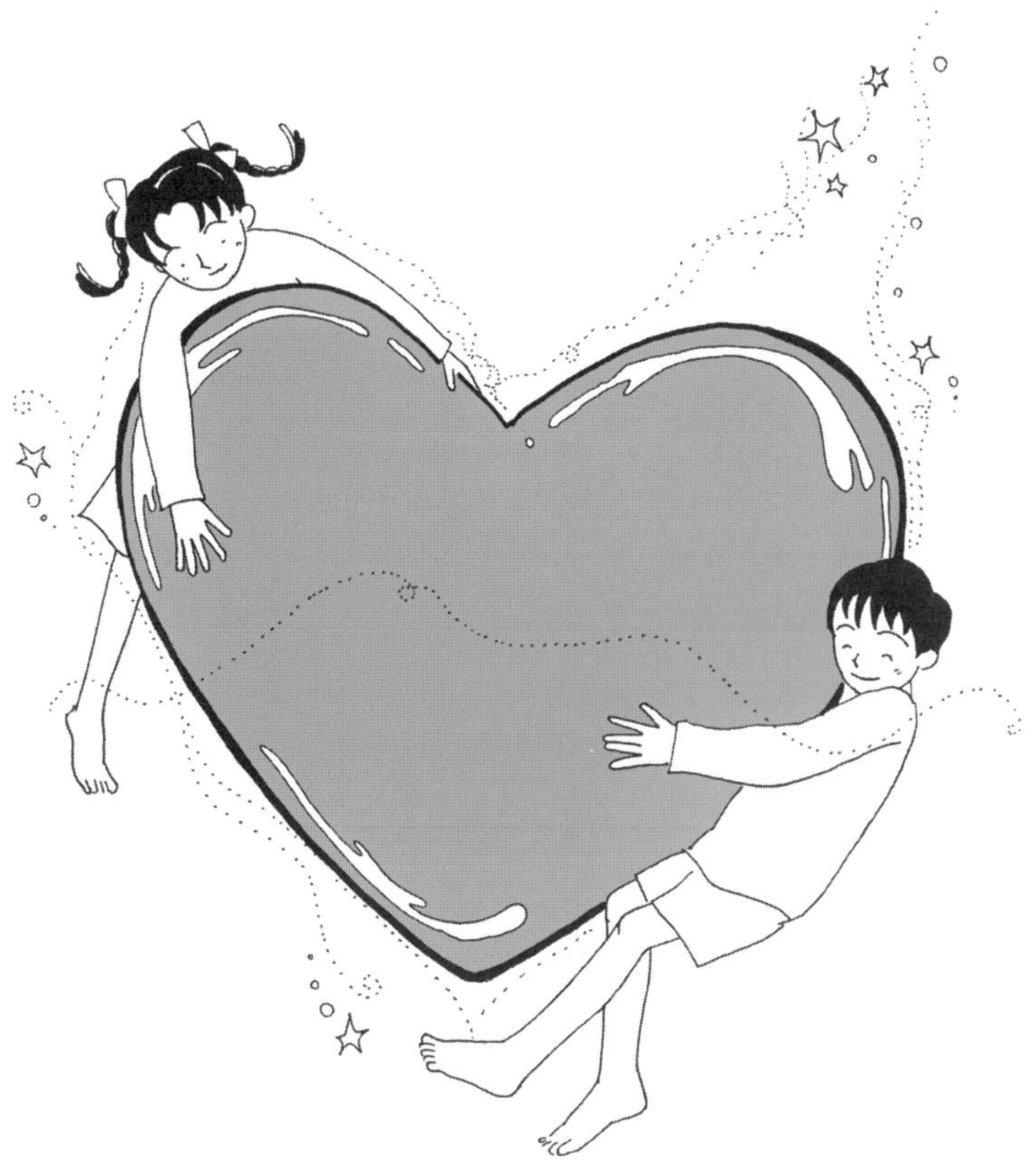

はじめに

災害を体験した子どもたちの心は，深く傷ついていることがあります。

災害の後に，子どもたちの様子がこれまでとは違うのを見て，戸惑われているかもしれません。子どもたちの苦しみや悲しみは，はかり知れないものがあります。

災害が子どもたちを襲った後，災害の際の心理的ストレスが子どもたちの生活のさまざまな側面に深刻な影響を及ぼすことが，災害心理学の研究で知られています。

災害を体験した子どもたちが，このつらい時期を乗り越えるためには，子ども自身の力だけでなく，教職員や保護者のみなさんが正しい知識をもち，子どもたちの傷ついた心を理解し，愛情のこもったケアをしていくことがとても大切です。こうした力に支えられて，子どもたちは徐々に元気を取り戻していくことができるのです。

このハンドブックは，災害が子どもたちの心にどのような影響を及ぼすかについて，災害心理学の研究に基づいてお知らせするものです。教職員のみなさま，保護者のみなさまをはじめ，多くの方のお役に立てば幸いです。

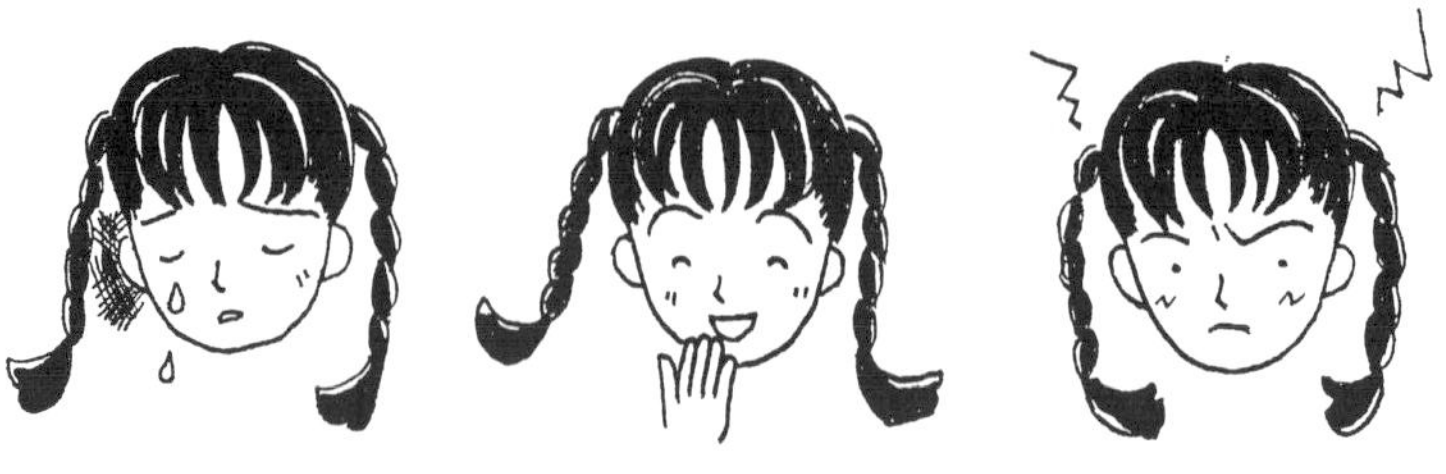

3

このハンドブックをお読みになる教職員のみなさまへ

災害は，子どもたちから家族や友人などの大切な人，家，ペット，お気に入りのぬいぐるみなど，多くのものを奪っていきました。子どもたちの小さな胸の中では，まだそのときの恐ろしさを忘れられずにいることでしょう。

子どもたちも災害によって，大きなストレスを受けて，心も身体も傷ついています。災害の後，みなさんも気持ちや体調が大きく変化したことと思います。そのような変化は，子どもたちにも見られることがあります。しかし，子どもたちの変化はおとなたちの変化と異なることがありますので，気をつけなければなりません。

災害の後，子どもたちは，「おとなしくて，よい子」のように見えることがあります。そのため，子どもたちの悲しみや苦しみのサインに気づかないことがあるかもしれません。

また，災害そのものの恐ろしさに加えて，災害によって家族が離ればなれになってしまうのではないかという不安や，愛するものを失った寂しさ，悲しさ，怒りなど，さまざまな感情を子どもたちは心の中にもち続けています。

このような恐ろしい体験や不安は，一度にその全てを受け入れることはできないものです。子どもたちのさまざまな反応は，災害による心の傷を少しずつ受け入れようとする過程で起こる，子どもたちのけなげな努力のあらわれなのです。その手助けをするために，このハンドブックを教職員のみなさまの参考にしていただければと考えています。

目 次

1　災害が心と身体に及ぼす影響

災害によって，子どもたちは心と身体に大きなストレスを受け，心と身体のバランスを崩すことがあります。このため，これまでの日常生活では感じたことのないような気分や身体の変調を体験することがあります。

災害後のストレス反応は，心と身体に次のようにあらわれます。

- 恐怖や不安
- 家族に対する心配
- 怒りやイライラ
- 突然の騒音や振動に対する驚き
- 集中力に欠ける
- 孤立感
- 生き残ったことに対する罪悪感
- 夜眠れない
- 悪夢をみる
- 涙もろい
- 物忘れ
- けがをする
- 無関心
- 無力感

もし子どもたちや保護者の方々，教職員自身も含めて，これらの兆候を見せているなら，これらのことは災害を体験した人々が示す，**一般的で自然な反応**です。

子どもたちは「自分の状態は何か変だ」と感じているかもしれません。しかし，このような大きな災害を体験したなら，こうした反応がおとなでも子どもでも，誰に起きても不思議ではない状態であることを，わかりやすく説明してあげましょう。

7

2　トラウマ，急性ストレス反応，PTSD

1　トラウマ（心的外傷）

地震，津波，洪水，噴火のような自然災害において，最初に重要なことは生命や身体の安全の確保です。しかし，生命や身体の安全が確保できると，次にトラウマ（Trauma：強いストレスとなる出来事の体験）による心理的苦痛に悩まされることになります。

多くの場合，子どもたちは家族や愛する人々の幸福や安全について心配します。そのとき，おとなたちは子どもたちを安心させようと，子どもたちの話を聞く前に「大丈夫だから安心して」と答えたり，「もっと大変な人もいるから，がんばろうね」と励ましたりしがちです。

これらの反応は子どもたちが感じている素直な感情に「こんなことを感じることは，いけないことだ」という罪悪感や恥ずかしい気持ちをもたせてしまう危険性がありますので，注意しましょう。

大切なことは，教職員のみなさんが子どもたちの恐れや不安を認め，子どもたちに注意を向けることなのです。みなさんは恐れや不安によく似た感情を，これまでの人生の中で体験していることと思います。その感情体験を子どもたちと分かち合い，適切な行動のモデルを示すことが，子どもたちの不安を和らげるためのケアになります。恐れや不安な感情を共有する機会をもつことは，子どもたちに感情をコントロールすることを学ばせます。こうした機会は，人間としての成長につながる大切なプロセスの始まりになるのです。同時に，つらい体験を乗り越えることができる能力を育てることにもなります。

2　急性ストレス反応と PTSD

ここでは，災害後に生じる可能性のある急性ストレス反応 (Acute Stress Reaction) * と PTSD(Post Traumatic Stress Disorder：外傷後ストレス障害) について説明することにします。

＊急性ストレス障害（Acute Stress Disorder）ともいう。アメリカ精神医学会，DSM- Ⅳ。

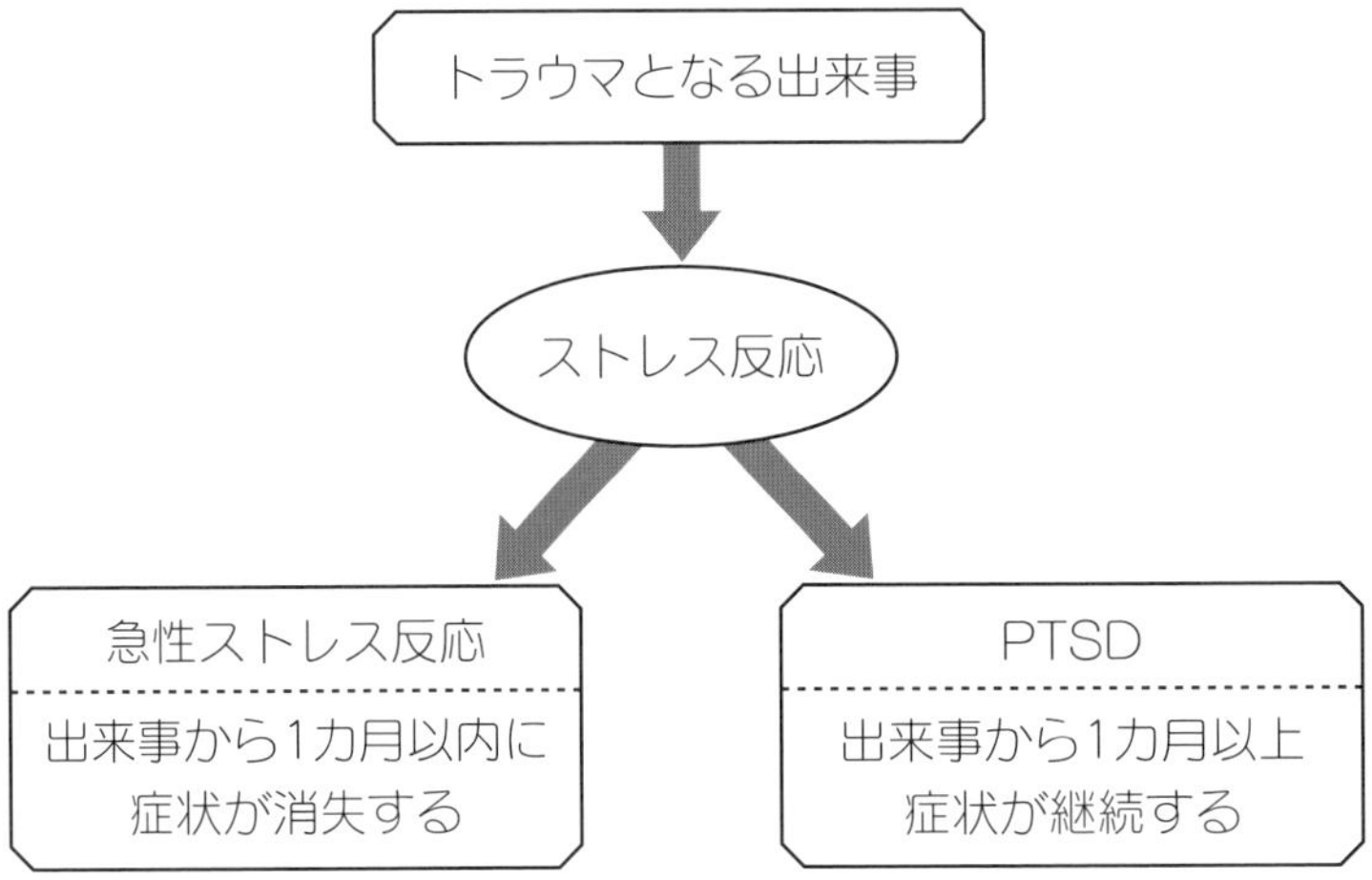
トラウマとなる出来事
ストレス反応
急性ストレス反応
出来事から1カ月以内に症状が消失する
PTSD
出来事から1カ月以上症状が継続する

図　トラウマと急性ストレス反応，PTSD の関係

子どもの急性ストレス反応

① 身体症状

頭痛や腹痛などの身体の各部の痛み，吐き気，めまい，夜尿，夜驚《やきょう》，目や皮膚のかゆみ，アレルギー，食欲不振，過食，吃音《きつおん》，声が出ないなど。

② 過度の罪悪感や無力感をもち，気持ちが落ち込む

自分の身体をたたく，手に傷をつけるなどの自傷行為があらわれること

もある。

③ 退行現象

わがままになる，幼児語を使うようになる，年齢不相応な甘え方をする，親のそばを離れないなどの赤ちゃん返りをする。

注意1）災害情報を得るためにテレビやインターネットを見ることは必要ですが，子どもが繰り返し恐い場面を長時間にわたって見続けると，不安や恐怖を強める可能性があります。保護者が子どもの心身の健康に配慮し，視聴をコントロールすることが求められます。

注意2）子どものもつ発達障がいの特徴が，上記の兆候をさらに強くし，問題行動となる場合があります。このことについては個別のていねいな対応が必要になります。

子どものPTSDの特徴

① 侵入 (Intrusion)

トラウマとなった出来事がまた目の前で起こっているように感じたり（フラッシュバック），恐い夢を繰り返しみる。

② 回避 (Avoidance)

トラウマとなった出来事に関係する場所や話題を避けるようになる。また，感情が麻痺したり，未来が閉ざされているように感じたりする。

③ 過覚醒 (hyper-arousal)

イライラする，怒りっぽくなる，神経が高ぶって眠れないなどの過度の興奮状態が続く。

身体症状をすぐに心の問題としてとらえるのは危険です。まず，身体症状の治療を優先しましょう。

★★10

3　子どもたちへの対処法

子どもたちが示すさまざまな反応については，具体的な対処法が必要です。教職員のみなさんが実際に必要とする対処法をまとめました。

1　子どもたちと教職員が災害の事実を確認する

地震とは何か，津波はどのようなメカニズムで発生するのか，科学的で具体的な説明をしましょう。何かの罰で災害が起きたわけではありません。また，地震や津波に襲われた後，二次災害などの危険性があることも忘れないように教えてください。

2　感情や体験の共有と感情表現の手助け

子どもたちと教職員が自分の感情や体験について話し合い，そのことを分かち合う機会をもつことが必要です。

コミュニケーションは不安を和らげるために役立ちます。教職員が子どもたちと気持ちや感情を共有するためには，まず最初に教職員自身が自分のさまざまな感情を認める必要があります。この対処法は小学校の高学年以上の児童・生徒に適した方法です。例えば，地震の写真や映像を見て話し合うことは，表現されていない感情を表現するための手助けとなります。

幼児や小学校の低学年の子どもたちには，クレヨンなどで絵を描き，そのことについて話をしてもらうことが有効です。自分の感情を言葉で

表現できない子どもたちには人形やぬいぐるみをもたせ，それらを通じて話をしてもらいます。もし不安や悲しみが表現されたならば，「どうしてその人形が不安なのか？」ゆっくり時間をかけて，話を聞いてあげることが重要です。人形が子どもたちにかわって，いろいろな気持ちを正直に語ってくれるでしょう。

さらに，友だちの話を聞くことは，自分だけが特別な感じ方やとらえ方をしているのではないという安心感を与えたり，自分が表現できなかった感情をかわりに表現してもらえるなど，よい点がたくさんあります。

3　子どもたちの遊び

子どもたちは遊びを通して不安や恐さを表現し，自分の願いを込めた想像の世界を体験することがあります。

おとなが不謹慎だと感じる「地震ごっこ」「津波ごっこ」「生き埋めごっこ」なども，それらの体験を通して自分の心の中の不安を克服し，乗り越えようとしているあらわれなのです。ですから禁止しないで，遊びの話を聞いてあげてください。不安や恐怖が克服されれば，時間の経過とともに，こうした遊びは自然に消失していくものです。

ただし，遊びの結末がハッピーエンドにならないで，遊ぶことによってますます不安や恐怖が増すような場合があります。トラウマが強すぎて，自分でその遊びを止めることができない危険な状態です。子どもたちの遊びは，楽しいことが原則です。つらい遊びを続けることは苦しいものです。こうしたときには，あなたが支えになって，遊びが止められるように援助してあげましょう。

4　子どもたちは家族と一緒にいる必要がある

子どもたちは同じような地震や津波が学校にいるときに起きた場合，どうしたらよいのか，不安に思っています。保護者から離れている子どもほど，こうした不安は募るものです。また地震や津波が起こったら，自分が安全なのか，ふたたび保護者と会うことができるのかと心配に思うでしょう。

防災対策として学校の危機管理体制が重要です。不測の事態がふたたび起こった場合，保護者にはできる限り早く子どもたちを迎えに来ていただけるように連絡してください。その間，子どもたちの安全を図ることを保護者と子どもたちの両方に知らせ，安心させてください。クラスメイトと２人１組のグループをつくることはよい方法でしょう。決して子どもたちを１人きりにせず，常におとなが保護してください。

保護者の連絡先，連絡方法などを明確にしておく必要もあります。保護者と子ども，保護者と教職員，教職員と子どもの連絡を密にし，一貫したコミュニケーションをとりましょう。衣服や持ち物などに連絡先や氏名を記入させておきましょう。

5　子どもたちの活動性と安全教育の必要性

子どもたちが学校で活動的に過ごすことは，災害後の学校生活をマネジメントするために重要です。ただし，余震が続く場合には，子どもたちの安全のために，教室の割れた窓ガラスの清掃や倒れかかっている本棚の整頓などの危険をともなう活動はさせないようにしましょう。

なぜなら，この時期の子どもたちには学校生活において，慎重といえるくらい自分の安全を守るための練習が必要だからです。

地震と津波の発生直後より，各地からの救援物資を運搬するトラックや災害復興のための大型車両が道路を走ります。車に注意するばかりでなく，取り壊された家屋や崩《くず》れそうな建物，ひび割れた地盤なども非常に危険です。

普段は安心できる公園のブランコやすべり台などの遊具も，地震の影響を受けていないかどうか心配です。水を貯めるためのタンクやプールなどに子どもたちが近づく可能性もあります。そのほか，空き地に積まれた土管や放置された冷蔵庫など，思いもよらないものが子どもたちを誘惑します。

避難生活や仮設住宅での生活は，子どもたちがこれまでに体験したことがないものです。生活のリズムを整える意味でも，しっかりとした援助と指導が求められます。子どもたちの「自分も何か役に立ちたい」という気持ちを大切にしながら，ここでは十分な安全教育がなされるべきでしょう。

同時に，衛生管理についての学習も行い，病気から自分を守る予防の大切さを教えましょう。地震や津波は生活環境を大きく変え，それがもとで病気や伝染病の発生もありえます。

授業内容を組み立てるためには，学校の中にある身近な器具やレクリエーションゲームを用いることが望ましいでしょう。ただし，子どもたちが学校外へ移動したり，バラバラになることは避けるようにしてください。

★★ 14

4　保護者へのアドバイス

保護者は避難先や仮設住宅へ移ると，これ以上危険なことが家族には起こらないだろうと安心し，子どもたちの繊細な心の動きを見過ごす傾向にあります。保護者の関心が生活再建に大きく傾き，現実的な細々《こまごま》とした問題の処理に追われるからです。

この時期は子どもたちの心のケアが，途中で投げ出された状態にならないような配慮が必要です。子どもたちは，災害によって大きなショックを受けています。保護者がすべきことは，子どもたちが体験している恐れや不安の内容を理解することです。

1　教職員から保護者へのアドバイス

子どもたちの様子を観察しながら，場合によっては保護者の方に対して下記のようなアドバイスを行う必要があります。

○子どもたちは保護者の温かい言葉によって，以前のような状態に戻っていきます。コミュニケーションの大切さを強調しましょう。

○子どもたちが恐れや不安について話すことを聞いてください。

○何をどう感じているのか，どう考えているのか，子どもたちが話すことに耳を傾けてください。

○子どもたちに恐れや不安があっても，子どもたちの生活を制限したり，変える必要がないことを知らせましょう。子どもたちが自分の不安によって，何らかの犠牲を家族に強いているように感じると，現在の不安に自責の感情が加わってしまうからです。

○頼れる親（おとな）のイメージの回復に努めましょう。

2　家族の一員としての子どもたち

保護者は，家族の安全確保や家庭生活などを適切に営めるよう前向きに努力していることを子どもたちに話し，何とかなるという楽観的な展望を伝えましょう。

災害後は，さまざまなことを判断し，意思決定し，問題処理していくことが求められます。子どもたちに関する問題については，子どもたちの感情を大切にしながら対処することをすすめます。子どもには決まってしまった結果だけを知らせるのではなく，その途中経過もていねいに説明してあげましょう。

3　就寝時の問題

夜の暗闇は子どもにとって恐いものです。就寝のときには下記のような問題がみられるでしょう。

①１人で寝ることを嫌がります。

②布団に入っても，眠り込むのは難しいでしょう。

③夜中にしばしば目覚めるでしょう。悪夢をみているかもしれません。

子どもたちが保護者にまとわりついたり，離れたがらないのは自然なことなので，とがめることはありません。

4　保護者の動揺が子どもたちに及ぼす影響

おとなたちの世界では，被災を巡るさまざまな問題や対人関係の変化

が起きていることでしょう。子どもたちはおとなたちの様子に敏感になっています。おとなたちの深刻な問題が子どもたちの友人関係に悪い影響を与えることがありますので，十分に配慮してください。

保護者自身が悲しみにくれている状態も考えられます。両親の一方が亡くなり，遺されたのが母親（女性）である場合，事態は深刻なものになるとの報告もあります。

また，以下のような保護者の場合は，きめ細かい援助が必要になるでしょう。

①小さな子どもを抱えている
②経済的に不安定な状態にある
③職業をもっていない
④表情が非常にやつれている
⑤自責の感情が強い
⑥怒りの感情が強い
⑦親戚関係，友人関係，地域での人間関係が乏しい
⑧アルコールや薬物への依存がある
⑨以前から何らかの重い病気をもっている
⑩教職員が見て援助が必要と感じる

5　退行現象

以前には１人でできていたことができなくなったり，保護者に甘えたりすることがあります。また，ちょっとしたことで泣いたり，わがままが多くなったりします。これらは退行と呼ばれる現象です。保護者の方がもっとも気がつきやすく，しかも混乱する問題のひとつです。

①おもらし（夜尿，失禁）

②保護者へのべたつき（だっこ，おんぶ，まとわりつき）

③おしゃぶり（指しゃぶり，爪かみ）

④欲張りな態度（与えられたものを大切にしない，必要以上に欲しがる）

⑤聞きわけのなさ（拒否的，反抗的な態度，約束を守らない）

⑥粗暴な言動（乱暴な言葉，ものを壊す）

もし，このような現象が見られても，子どもたちの気持ちを聞かずに叱ったり，突き放したりしないでください。子どもたちは叱られることよりも，ほめられることに反応します。保護者は子どもたちのこのような行動に対して，そのサインの意味を読み取り，慎重に対応してください。

子どもたちは自分が優しく保護されていることがわかると，徐々にひとり立ちしていけるものです。面倒がらず，あせらず，温かく対応するようにアドバイスしましょう。

6　特有な恐れや行動

以下のような場合も，子どもたちの心に恐れや不安が残っていて，「保護」を求めるSOSのサインを示しています。

①暗闇の恐れ

②寝ることの恐れ

③想像の「おばけ」「モンスター」への恐れ

④不登校

⑤年齢に不相応なおとなびた態度

⑥自分より他者を心配し，世話をやきたがる

7　身体的な症状

心の不安が身体に影響を及ぼすことはよく知られています。子どもたちが何らかの身体症状を訴えたときには，その症状の治療に力を注いでください。身体症状が主要な問題である場合には，症状の裏にある疾病を治療し，苦痛を取り除いてからでなければ，心の安らぎを得ることができません。心と身体は密接につながっています。

8　専門的な援助が必要なとき

子どもの問題が深刻で，専門家の援助が必要なときがあります。専門家の援助を必要とするかしないかは，次のことが判断のポイントとなるでしょう。

①睡眠の問題が２～３週間も続いている

②恐れや不安がさらにひどくなっている

③べたつきが減らない

9　心の専門家による援助

一般に，保護者は心の専門家に関する知識や情報をもっていません。心の専門家の援助を求めるときには，「精神保健の専門家は，困っている人を援助するように訓練されています。彼らは子どもたちの深刻な問題を理解したり，手助けができるのです」とていねいに説明してください。

精神的健康の専門家とは，臨床心理士（日本臨床心理士資格認定協会），精神科医，スクールカウンセラー，心理カウンセラー，ソーシャルワーカー，保健師などです。

専門家の援助への導入は，「子どもが病気扱いされた，担任に見放された」と保護者が感じることがないように注意しなければなりません。子どもたちの感情をくみとるのと同様に，保護者の気持ちも十分にくみとりましょう。子どもたちの問題の解決にあたっては，これからも援助を惜しまないことを約束し，保護者が孤立した感情をもたないような，早めの言葉がけが信頼関係を築きます。

教職員自身が悩み，専門的なアドバイスを必要とすることもあります。そのようなときには，遠慮せず専門家に相談することをすすめます。専門家は秘密を守ってくれますし，適切な援助を提供してくれます。

教職員自身も１人の生身の人間として理解され，ケアされる必要があることを忘れないで下さい。

5　子どもや家族が亡くなった後の学校での対応

地震や津波の後には，ほとんどの教職員が学級運営において援助を必要とするでしょう。次の方法は，このような悲しい喪失体験に関係するときに手助けになるでしょう。

①亡くなった子どもについて冷静な反応をするよりも，教室の子どもたちと「死」について感情を共有しましょう。

②子どもたちが話すことに耳を傾けてください。

③幼い子どもたちに「死」のことを「永遠に眠ってしまった」と説明しないでください。眠ることと死ぬことの違いを，その子どもの発

達段階に合わせて理解させる授業づくりを試みてください。命の尊さを学ぶことは，「死」について教えることです。

④悲しんでいる子どもたちに，「堅苦しい規則的な一日」を押しつけないでください。しかし，それはクラス全体が秩序を乱してもよいということではないこともしっかり伝えてください。「安心・安全が保障されたプログラム」は，子どもたちの心を穏やかにします。

⑤亡くなった子どもの記念となるもの（文集，アルバム，記念碑など）の制作のために，子どもたちが協力して活動することを手助けしましょう。

⑥葬儀の礼儀作法に関する指導をして，遺族への訪問をしましょう。

⑦家族を失った子どもに対して，どのように接するかを説明してください。その子を避けようとしたり，過度に気づかったりすることは真の援助ではないことを強調してください。

⑧あなたのクラスは静かで，しばらくは沈んでいることでしょう。しかし，何人かの子どもは元気でいることを主張しようとして，うるさく活動し始めることを覚えておきましょう。ときには，場違いな発言や行動があらわれることを知っておきましょう。

6　親を亡くした子どもたちへの対応

災害による親の死は，突然の出来事であり，心の準備ができていない状態で起きます。子どもたちにとって，その死を理解することは大変難しいものです。以下に，親を亡くした子どもたちへの留意点を示しまし

た。

①子どもたちは，基本的に悲しむことができます。しかし，子どもたちの悲しみは，子どもたちの認知的発達と情緒的発達の段階によって異なります。

②小学校低学年は，特に傷つきやすい時期です。死を理解できるようになってはいますが，さまざまな激しい感情を処理する対処能力をほとんどもっていません。

③小学校高学年から中学生になると，親の死によって今後の自分の人生が変化するだろうという認識をもつようになります。同時に，親の死を認めたくないという気持ちが強くあらわれます。

④子どもたちの悲しみが，おとなと全く同じようなプロセスで終わることはありません。子どもの頃に体験した親の死に対する悲しみは，おとなになっても人生のさまざまな出来事の中で活性化され，よみがえってくることがあります。

⑤親の喪失は明らかにトラウマですが，必ずしも発達を阻害するわけではありません。しかし，親を亡くした子どもたちには，精神的健康を崩《くず》さないための予防的な働きかけが大切です。

遺族の悲しみからの回復は，非常にデリケートで個別的ですから，せがせたりしないでください。精神保健の専門家の助けを必要とする複雑な悲嘆もあるので，注意深い対応が望まれます。

あとがき

災害は個人的なものであっても，社会全体を揺るがすような大惨事であっても，それらは人々に物理的被害をもたらすだけでなく，心に苦しみや悲しみを残していくことが指摘されています。心の傷はただ放置しているだけでは自然に癒《いや》されることはなく，忘れられるものではありません。被災者がこれから目指す真の自立は，物理的にも心理的にも個人を大切にしたていねいで信頼性のある援助が提供されて，初めて確立されることだと考えています。

被災者の苦しみや悲しみは，世界中の人々に共通する普遍的な問題です。「復興」というかけ声に，まだ癒されていない多くの人々の悲しみが置きざりにされることがないよう，私たちは何をなすべきかを考え，実践する必要があります。

みなさまの幸福と安寧を心からお祈り申し上げております。

2011年３月

著者
藤森立男（横浜国立大学大学院国際社会科学研究科教授）
連絡先：〒240-8501 神奈川県横浜市保土ヶ谷区常盤台79-4
Ｅメール：fujimori@ynu.ac.jp
藤森和美（武蔵野大学人間関係学部教授／臨床心理士）
連絡先：〒202-8585 東京都西東京市新町1-1-20
Ｅメール：kfujimo@musashino-u.ac.jp

イラスト：黒沢彩子
編集協力：福村出版 株式会社

教職員と保護者が知っておきたい
災害を体験した子どもたちの心のケア